120 Jahre gesund!

Das richtige Körpergewicht als Schlüssel
zu einem langen Leben

Dr. med. Engin Osmanoglou

DR. MED. ENGIN OSMANOGLOU

120 JAHRE GESUND

DAS RICHTIGE KÖRPERGEWICHT ALS SCHLÜSSEL ZU EINEM LANGEN LEBEN

südwest

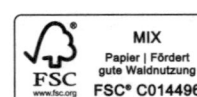

Penguin Random House Verlagsgruppe FSC® N001967

1. Auflage 2023
1. Auflage © 2023 by Südwest Verlag, einem Unternehmen der Penguin Random House Verlagsgruppe GmbH, Neumarkter Straße 28, 81637 München

Hinweis: Die Ratschläge/Informationen in diesem Buch sind von Autor und Verlag sorgfältig erwogen und geprüft, dennoch kann eine Garantie nicht übernommen werden. Eine Haftung des Autors beziehungsweise des Verlags und seiner Beauftragten für Personen-, Sach- und Vermögensschäden ist ausgeschlossen.

Anmerkung des Autors: Medizin ist stets im Fluss. In diesem Buch findet sich der medizinische Stand von Anfang Juni 2023. Aktualisierungen werden gerne in Neuauflagen vorgenommen. Schicken Sie gerne Anregungen, Kritik und Fragen an: 120jahre@osmanoglou.de

Projektleitung: Dr. Harald Kämmerer
Textredaktion: Susanne Schneider, München
Umschlaggestaltung: Vera Schlachter, München (www.veruschkamia.de)
Herstellung: Timo Wenda
Satz und Grafiken: GGP Media GmbH, Pößneck
Abbildung Seite 17: Cranach/Jungbrunnen © public domain/Wikipedia
Druck & Bindung: GGP Media GmbH, Pößneck

Printed in Germany

ISBN 978-3-517-10269-6

Für Layla, Karim, Fanette
und meine Eltern.

INHALT

I.
INTRO

Es war Sonntag, der 7. Februar 2021, ein verschneiter und kalter Wintertag in Berlin. Draußen war alles weiß, es sah aus wie in einer Märchenlandschaft. Die Stadt leise, wie in Watte gehüllt. Es war eine besondere Zeit. Corona und der Lockdown hatten uns alle voll im Griff, Freunde und Verwandte konnten nicht besucht werden, Restaurants und Theater waren geschlossen, es war eine schwierige Zeit.

Ich machte mich nachmittags auf den Weg in meine Praxis, um liegen gebliebene Arbeiten zu erledigen und Briefe zu korrigieren, was nicht eben eine schöne Aussicht war. Viel lieber wollte ich über das schreiben, was mir schon länger am Herzen liegt, Themen wie Adipositas und das längere Leben. Denn das war ein Thema, mit dem ich mich immer wieder beschäftigt hatte. Aber wie es so ist, die Routine hatte Vorrang. Bis sich zufällig eine alte Freundin meldete, per Videochat. Sie fragte mich, was ich gerade mache. Ich antwortete, ich würde in der Praxis sitzen und Briefe korrigieren, am liebsten würde ich jedoch ein Buch schreiben.

Sie sagte: »Mach doch!«

»Aber wann denn?«, sagte ich.

»Fang doch einfach an, jetzt gleich!«

Gesagt, getan. Und so fing alles an. Ohne diese Ad-hoc-Motivation hätte ich mich nicht drangemacht, darüber zu schreiben, warum wir uns das Leben – im wahrsten Sinne – so schwer machen und was uns davon abhält, länger und vor allem gesünder zu leben. Ein Anfang war also gemacht. Manchmal müssen sich die Dinge fügen. Zufälligerweise hatte mir mein guter Kollege und Freund zuvor an Weihnachten das Buch *Das Ende des Alterns* von David A. Sinclair geschenkt. Das Buch war phänomenal, es traf komplett meinen Nerv und inspirierte mich derart, dass ich es gleich zweimal las und zehnmal verschenkte.

Es war sozusagen das fehlende Puzzleteil in meinen Überlegungen. Denn als Kardiologe erlebe ich viele Menschen, die mit den Folgen von Übergewicht zu kämpfen haben. Der entscheidende Punkt dabei ist, dass unser Gewicht aber auch darüber entscheidet, ob und vor allem auch wie wir altern.

Ich heiße Engin Osmanoglou, bin seit mehr als 20 Jahren Kardiologe, ich war Oberarzt am Deutschen Herzzentrum in Berlin und bin heute Ärztlicher Direktor der MEOCLINIC in Berlin – und ja, mir sind die meisten Schwächen und Fehler vertraut, denn auch ich bin nicht gefeit davor, mich selbst zu gefährden.

Ja, ich weiß, was jeder einzelne Keks am Abend, jedes Glas Wein zum Essen Ungutes in unserem Körper anrichten kann. Aber inzwischen glaube ich einen Weg gefunden zu haben, wie ein besseres und gesünderes Leben gelingt – und wie wir beginnen, heute etwas zu ändern und nicht immer nur zu warten, bis es zu spät ist. In der Vergangenheit habe ich Menschen meist erst dann erlebt, wenn das Kind in den Brunnen gefallen war, wenn im schlimmsten Fall der Herzinfarkt eintritt, wenn es lebensbedrohlich wird.

Dann sind wir Ärzte als Reparateure gefragt und müssen retten, was zu retten ist. Zumindest ist die Chance auf Veränderung dann am größten. Denn viele wachen dann auf, besinnen sich, sind bereit, ihr Leben neu zu justieren. Es ist diese tiefe schmerzhafte Erfahrung, der tiefe Fall, der Patienten dazu bringt, ihr Leben zu ändern, sich gesünder zu ernähren, abzunehmen, sich zu bewegen. Der Haken dabei: Immer muss erst etwas passiert sein. Der Mut zur Veränderung wächst nach dem Ernstfall. Es ist ein pathologisches Lernen.

Doch nicht alle lernen. Herz-Kreislauf-Erkrankungen sind in vielfacher Hinsicht traurige Spitzenreiter in verschiedenen Statistiken: Herz-Kreislauf-Erkrankungen sind die häufigsten Todesursachen in Deutschland, 338 000 Verstorbene im Jahr 2020 entsprachen 34 Prozent aller Sterbefälle. Mit rund 46 Milliarden Euro beziehungsweise 13,7 Prozent bilden sie zudem den größten Anteil an den gesamten Krankheitskosten im deutschen Gesundheitssystem. Und viele dieser Erkrankungen (und der finanziellen Belastungen für die Gemeinschaft) korrelieren mit Übergewicht. Prävention ist daher längst ein zentrales Thema. Es geht darum, Patienten dazu zu bringen, den Lebensstil, die Ernährung anzupassen, aber sich auch neuen Therapien und Medikationen nicht zu verschließen.

Entscheidend ist, dass es nicht immer so weit kommen muss. Deshalb dieses Buch. Ich möchte Ihnen beistehen bei diesem Kampf gegen die Pfunde, der kein Kampf sein muss. Ich will Ihnen zeigen, wie ein gutes und langes Leben möglich ist, ohne dass wir uns kasteien. Vor allem aber will ich Ihnen einen Weg zeigen, wie wir die Widrigkeiten des Lebens, den Stress besser in den Griff bekommen – und gesund überstehen. Ich will Ihnen zeigen, warum wir immer wieder Gefahr laufen, alles zu riskieren. Und dass unser Gewicht nicht unser Schicksal ist, dass wir das Risiko in den Griff bekommen können. Sie erleben die Arbeit eines Kardiologen und wie ich mich täglich engagiere, um meinen Patientinnen und Patienten eine Last zu nehmen – die Last zu nehmen.

Sicher ist: Es gibt keinen Zaubertrank, der uns unsterblich macht. Aber es gibt Dinge, die wir tun können, um unsere Chancen auf ein langes und gesundes Leben zu verbessern. Wenn wir eine gesunde Ernährung zu uns nehmen, regelmäßig Sport treiben, genug Schlaf bekommen, Stress abbauen und uns um unsere sozialen Beziehungen kümmern, können wir uns auf den richtigen Weg begeben. Aber das Leben wäre doch auch langweilig, wenn es so einfach wäre, oder? Wir alle wissen, dass wir nicht perfekt sind und manchmal die gesunde Ernährung gegen eine Tafel Schokolade oder den Sport gegen eine Netflix-Session eintauschen. Aber das ist auch in Ordnung! Wir sollten uns nicht zu sehr stressen und einfach das Leben genießen.

Das Leben ist eine Reise, die jeder von uns anders angehen wird. Es gibt kein perfektes Rezept, das für alle passt. Aber wenn wir uns bemühen, auf uns selbst und unsere Gesundheit zu achten, können wir das Leben in vollen Zügen genießen und das Beste aus jeder Phase unseres Lebens herausholen. Oder wie es der deutsche Schriftsteller Fritz von Unruh einmal sagte: »Gesundheit ist wie das Licht im Haus, man bemerkt es erst, wenn es fehlt.«

Entscheidend für die Gesundheit ist das Gewicht und die Gewichtskontrolle. Das habe ich in den vergangenen Jahren gelernt und erfahren. Die sogenannten Zivilisationskrankheiten sind meist auch oder nur auf Übergewicht zurückzuführen. Wer viel wiegt, ist anfälliger für Herzerkrankungen, für Diabetes, für Bluthochdruck, ja auch für Demenz. Übergewicht oder Adipositas ist längst kein marginales Problem. Tatsächlich entwickelt sich das Übergewicht zu einer Geißel der Menschheit.

Fakt ist: Wir werden immer dicker. Das Leben wird zwar einfacher, weniger beschwerlich die tägliche Arbeit, auch bedingt durch neue Technologien, aber Tatsache ist: Wir werden immer dicker. Vor allem in den hoch entwickelten Ländern. Das macht uns nicht nur krank, sondern ist in gewisser Weise lebensgefährlich.

Seit vielen Jahren arbeite ich nun als Kardiologe, ich habe viele Menschen erlebt, die mit den Kilos kämpfen. Ich kenne viele, die verzweifelt sind, viele, die sich schämen, die sich schuldig fühlen – und viele, die wegen ihres Übergewichts schwer erkranken. Oft ist es ein schwieriger Kampf, oft auch aussichtslos. Als Arzt will man Krankheiten vermeiden. Als Arzt will man Menschen helfen, länger zu leben. Und das Gewicht ist ein Riesenthema. Doch das meiste, was Medizin und Ernährungsberatung in den vergangenen Jahrzehnten hervorgebracht haben, die ganzen Diäten, die vielen Ernährungspläne, das Punkte- und Kalorienzählen, die sportlichen Ziele, das stundenlange Joggen, das Gewichte-Stemmen, die Therapien – es führt zu vielem, aber oft eben nicht zur Gewichtsreduktion, oft nicht zu mehr Gesundheit.

Welche Strategien wir wählen sollten, um länger und vor allem länger gesund zu leben, das habe ich in diesem Buch zusammengefasst. Leben heißt nicht nur »länger leben«, sondern eben auch besser leben. Es ist längst keine Utopie mehr, dass Menschen nicht nur 100, sondern bald auch 120 Jahre alt werden. Das Entscheidende aus meiner Sicht als Mediziner ist jedoch: Wie werden wir 120 Jahre alt – und bleiben dabei gesund?

Den alten Wunsch der Menschheit, die Unsterblichkeit zu erreichen, den werde ich Ihnen wohl auch nicht erfüllen können, aber welche Wege es gibt, älter und vitaler zu werden, das steht in diesem Buch.

Ich wünsche Ihnen viel Vergnügen beim Lesen!

PS: Als Autor eines Sachbuchs ist es mein Ziel, eine inklusive und respektvolle Atmosphäre für alle Leserinnen und Leser zu schaffen. Daher ist es mir wichtig, dass sich alle Geschlechter gleichermaßen angesprochen fühlen und sich mit den Inhalten identifizieren können. In meinem Buch verwende ich eine möglichst geschlechtsneutrale Sprache, um sicherzustellen, dass keine Geschlechterdiskriminierung und kein -ausschluss stattfindet, selbst wenn aus Gründen der Lesbarkeit auf Gendern verzichtet wurde.

II. DAS EWIGE LEBEN

Warum wir den Jungbrunnen nicht finden müssen

Im Leben jedes Menschen kommt der Augenblick, in dem er feststellt: Das wird wohl nicht ewig gehen. Bis dahin halten wir uns für unsterblich, wollen lange leben, gehen davon aus, dass wir ewig leben, wir verhalten uns auch so, als ob wir ewig leben würden, und dann – Auslöser mag eine eigene Krankheit, eine Pandemie oder ein Todesfall im Bekanntenkreis sein – stellen wir fest: Das ist ein Irrtum. Bis dahin haben wir im Hinterkopf den heimlichen Wunsch, dass es so etwas wie einen Jungbrunnen gibt, dass wir uns immer wieder erneuern und grundsanieren können. Der Gedanke an einen Jungbrunnen, in dem das Wasser den Alterungsprozess umkehrt, ist fast so alt wie die Menschheit.

Alexander der Große hat in der Antike den größten Teil der damals bekannten Welt erobert. Er dehnte die Grenzen des eher unbedeutenden Makedonien bis nach Indien aus, er eroberte Persien und Ägypten und bereitete dem Hellenismus den Weg. Im Zuge seiner Eroberungen breitete sich die hellenische Kultur aus. Er galt als militärische Urgewalt, als gewiefter Stratege – und wäre offenbar gerne auch unsterblich gewesen. So soll er auf der Suche nach einem Fluss, manche sagen auch auf der Suche nach einer Quelle gewesen sein, deren Wasser Unsterblichkeit verleiht. Damit war die Sage des Jungbrunnens geboren, zumindest die Sehnsucht, dass es irgendwo auf der Welt ein Gewässer gibt, das Feldherren ewig leben lässt.

Für immer 32!

Und auch wenn es bei Alexander dann doch nicht geklappt hat mit der Unsterblichkeit, der Mythos hielt sich. Die älteste uns bekannte Erwähnung eines Jungbrunnens findet sich in einem Brief an den byzantinischen Kaiser Emanuel von Konstantinopel von 1177. Darin wird von einer reinen Quelle berichtet, die am Fuße des Olymps entspringe und alle Arten wohlriechender Düfte ausströme. Wer dreimal von diesem Wasser trinke, dessen Lauf in der Nähe des Paradieses vorbeiführe, werde sein Leben lang gesund bleiben und das Alter von 32 Jahren nie mehr überschreiten.

Für immer 32! Anlass genug für den spanischen Entdecker Ponce de León, der sich zwei Jahrhunderte später, im Jahr 1513, auf den Weg machte, um irgendwo in der Karibik den mystischen Jungbrunnen zu finden. Ponce de León segelte am 3. März 1513 mit einer drei Schiffe großen Flotte von Puerto Rico aus in Richtung Nordwesten. »Land in Sicht« heißt es am 27. März 1513. Und die Eroberer sehen eine lang gezogene flache Küste – und haben schnell einen Namen für diese vermeintliche Insel. Es ist Ostersonntag, auf Spanisch heißt das: Pascua florida. Und weil das gut passt, nennen die Eroberer diese neue Welt einfach »Florida«. Und in jenem Florida suchen die Spanier dann auf das Ausführlichste den Jungbrunnen, den aber auch sie nicht finden. Allerdings schlägt ihn König Ferdinand II. von Spanien später nach der Rückkehr zum Ritter und überträgt ihm das Recht, Florida zu erobern und zu kolonisieren. 1854 wurde Florida der 27. Bundesstaat der USA. Und bis heute gilt Florida als das bevorzugte Altersdomizil amerikanischer Ruheständler. Der Sunshine State der USA lockt mit Wärme, Palmen, langen Stränden, der Alltag ist leicht planbar und sehr entspannt. Es ist zwar nicht der sagenumwobene Jungbrunnen, aber es lässt sich immerhin entspannt altern.

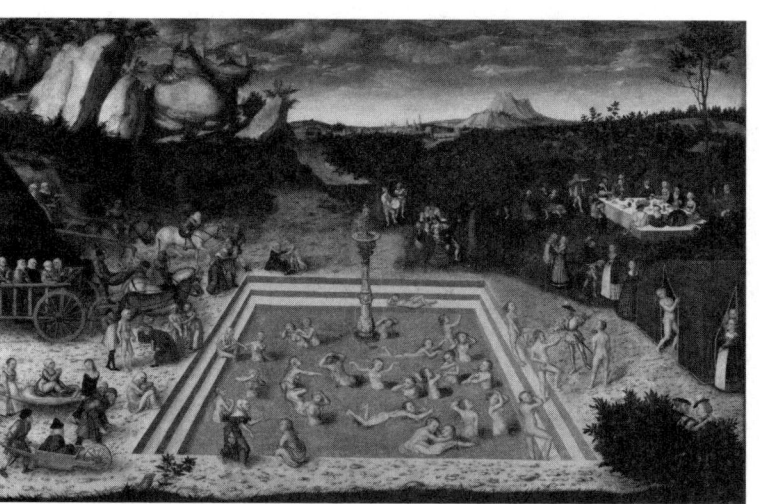

Lucas Cranach der Ältere (1472–1553)

Lucas Cranach war als Maler, Grafiker und Buchdrucker und auch als Politiker und Unternehmer tätig. Über seine ersten Lebensjahre ist wenig bekannt. Von seinem Vater lernte er das Handwerk *ars graphica* und die Kunst der Malerei.

1505 berief der sächsische Kurfürst Friedrich III. Cranach zum Hofmaler nach Wittenberg. Dieses Amt behielt er auch unter dessen Nachfolgern fast ununterbrochen bis zu seinem Tode. Ihm unterstand die Produktion von Gemälden, Kupferstichen und Holzschnitten sowie der Entwurf und die Ausführung von Dekorationsarbeiten, die Beaufsichtigung von Handwerkern, die Ausschmückung von Hochzeiten, Turnieren und anderen Hoffesten. Cranach war also für das gesamte ästhetische Ambiente bei Hofe zuständig. Als Künstler ist Cranach bekannt für Porträts von höfischen, bürgerlichen und kirchlichen Auftraggebern. Von ihm stammt auch das berühmte Bild von Martin Luther. Er war mit Luther befreundet und ließ in seiner Werkstatt unter anderem Luthers Übersetzung des Neuen Testaments drucken. Generell war Cranach bekannt dafür, effizient zu arbeiten. Er entwickelte schnellere Maltechniken und standardisierte Arbeitsabläufe, die ihm eine bessere Aufgabenverteilung ermöglichten, das brachte ihm die Bezeichnung »pictor celerrimus« ein, was so viel bedeutet wie »der schnellste Maler«. Im Jahr 1553 starb Cranach, sein Werk und seine Werkstatt wurden von seinem Sohn weitergeführt. Sein berühmtes Werk »Der Jungbrunnen« entspricht vor allem auch dem höfischen Geschmack seiner fürstlichen Auftraggeber. Denn es fällt auf, dass vor allem Frauen auf dem Bild zu sehen sind.

Die äußere Hülle verlassen

Das Thema Jungbrunnen hat kein anderer so packend, fesselnd und nachhaltig beeindruckend in einem Bild über die Jahrhunderte zusammengefasst wie Lucas Cranach der Ältere. Dieses Gemälde fasziniert seit Jahrhunderten und beflügelt die Fantasie der Menschen. Zu bestaunen ist dieses Meisterwerk in Berlin am Potsdamer Platz. Jeder Besuch stellt eine kleine Zeitreise in die Vergangenheit dar und gibt ein wenig Hoffnung auf das süße Leben und die Verlockung der Jugendlichkeit.

Cranachs Gemälde handelt von der menschlichen Sehnsucht nach Unsterblichkeit und ewiger Jugend. Der Mensch träumt davon, wieder jung zu sein, die abgenutzte äußere Hülle zu verlassen und sie gegen eine neue auszutauschen. Die Vorstellung von der reinigenden Kraft der Elemente, insbesondere des Wassers, ist so alt wie die Menschheit selbst. Im Zentrum der Szene steht ein mit Wasser gefülltes Becken. Einige Stufen führen hinunter zum Becken, das von einer fantastischen Landschaft fernab der Zivilisation umgeben ist. Die Menschen haben beschwerliche Reisen unternommen, um diesen einsamen Ort zu erreichen und in dem wundersamen Wasser zu baden.

In der linken Bildhälfte werden faltige und gebrechliche alte Frauen auf Karren und Bahren heraufgebracht. Sie werden entkleidet und von einem Arzt untersucht, bevor sie in das Wasser steigen, wo der allmähliche Prozess der Verjüngung stattfindet. Ihre Falten und die alte, fahle Haut verschwinden, ihr Fleisch wird rosig und glatt, und sie verwandeln sich in junge Mädchen. Als sie aus dem Wasser auftauchen, werden sie von einem Kavalier begrüßt, der sie zu einem Zelt führt, wo sie neue Kleider erhalten. Alte Bäuerinnen verwandeln sich in junge Hofdamen, die sich den unbekümmerten Freuden des Lebens hingeben. Die Scherze an der festlichen Tafel, der Tanz, die Musik und das Liebesspiel spielen sich in einer üppig blühenden Landschaft ab. Es ist das Reich der ewigen Jugend, zu dem die Mühsal des Alters in einer kargen Felslandschaft am linken Bildrand einen starken Kontrast bildet.

Der Brunnen, aus dem das Wasser aus der Quelle in den Teich sprudelt, trägt die Statuen von Venus und Amor – ein Hinweis darauf, dass es sich eigentlich um einen Brunnen der Liebe und nicht der Jugend handelt und dass die Kraft der Liebe die wahre Quelle der Unsterblichkeit ist.

Cranach stellte in seinem Bild dar, wovon viele im Mittelalter träumten: die Wiedererlangung der Jugend. Es herrschte der Glauben vor, die Elemente Feuer und vor allem auch Wasser hätten die magische Fähigkeit, Menschen zu verjüngen. Dass es weit draußen in der Wildnis Quellen oder Wasserstellen gebe, deren Wasser die Kraft habe, die Spuren des Alterns »wegzuwaschen«, war in jener Zeit eine tröstende Aussicht.

Und heute? In einer alternden Gesellschaft, wenn alle älter werden? Wie gehen wir heute mit dem Thema Altern um? Welche Herausforderungen ergeben sich für uns als Gesellschaft? Auf was müssen wir uns als Mediziner, auf was muss sich das Gesundheitssystem, die Pflege einstellen? Oder liegt im Altern auch eine Chance – und müssen wir nicht alles daransetzen, um das Potenzial des Alterns zu erkennen und zu nutzen?

III.
DIE CHANCEN
EINES ALTEN LANDES

**Die Menschen werden immer älter – die Frage ist:
Wie schaffen wir es,
dass Altern nicht zur Belastung wird?**

Jede zweite Person in Deutschland ist heute (2023) älter als 45 und jede fünfte Person älter als 66 Jahre. Das Statistische Bundesamt geht davon aus, dass bis Mitte der 2030er-Jahre in Deutschland die Zahl der Menschen im Rentenalter (ab 67 Jahre) um etwa vier Millionen auf mindestens 20 Millionen steigen wird. Ab Mitte der 2030er-Jahre rücken dann die Babyboomer-Jahrgänge in die Altersgruppe der ab 80-Jährigen auf. In den 2050er- und 2060er-Jahren werden dann zwischen sieben und zehn Millionen hochaltrige Menschen in Deutschland leben. Diese Veränderungen in der Bevölkerungsstruktur sind im Wesentlichen schon im heutigen Altersaufbau angelegt. Mit diesem Alterungsprozess und den damit verbundenen Herausforderungen für die Gesellschaft werden wir in den nächsten Jahren umgehen müssen.

Wer heute in Rente geht, hat nicht selten noch 30 Jahre Leben vor sich. Die Lebenserwartung für Männer liegt in Deutschland inzwischen bei 78,9, für Frauen bei 83,6 Jahren. Die Menschen in unserer Gesellschaft werden immer älter, dank des medizinischen Fortschritts, dank eines steigenden Wohlstands. Im Jahr 2020 waren hierzulande bereits 20 465 Menschen 100 Jahre alt und älter. Laut Statistischem Bundesamt (Destatis) waren das 3523 mehr Hochbetagte als im Jahr 2019. Und: Weibliche 100-Jährige werden in Deutschland künftig keine Seltenheit mehr sein. Jedes dritte neugeborene Mädchen wird seinen 100. Geburtstag erleben können, das hat eine Prognose des Gesamtverbands der Deutschen Versicherungswirtschaft (GDV) ergeben. Bei den neugeborenen Jungen wird wohl jeder zehnte ein dreistelliges Alter erreichen. Weiter heißt es: 90 Jahre werde in Zukunft »völlig normal« sein. Und noch gehen wir mit Anfang 60 in Rente.

Das Älterwerden

Grundsätzlich ist das Älterwerden eine wunderbare Sache. Wenn man ein gewisses Alter erreicht hat, wenn man zurückblicken kann auf das, was man im Leben geleistet und erreicht hat: Kinder wurden großgezogen, Karrieren aufgebaut und ein Platz in der Gesellschaft wurde gefunden. Aber wie jedes Geschenk hat auch das Älterwerden seine Herausforderungen.

Eines der sichtbarsten Anzeichen des Alterns sind graue Haare. Viele denken, dass graue Haare nur ältere Menschen betreffen, aber mit zunehmendem Alter bemerken immer mehr Menschen graues Haar bei sich selbst. Anfangs wird oft versucht, das graue Haar zu verstecken, jedoch wird irgendwann akzeptiert, dass es ein Zeichen der Weisheit ist – zumindest redet man sich ein, dass es ein Zeichen der Weisheit ist. Wenn es nicht versteckt werden kann, kann es genauso gut als schickes Accessoire betrachtet werden. Gerade Männer gewinnen optisch oft durch grau meliertes Haar. Und inzwischen gehen auch Frauen selbstbewusster mit dem grauen Haar um.

Übergewicht ist ein weiteres Anzeichen des Alterns, das viele Menschen betrifft. In jüngeren Jahren konnte man so viel essen, wie man wollte, ohne zuzunehmen. Doch mit zunehmendem Alter scheint jeder Bissen direkt auf die Taille zu wandern. Das ist ein schmaler Grat. Einerseits gilt es aufzupassen, dass das Gewicht nicht ausufert, andererseits ist das Annehmen des eigenen Körpers ein wichtiger Schritt zur Selbstakzeptanz. Und da ist es zunächst egal, ob der Körper zu unförmig ist.

Das offensichtlichste Zeichen des Alters ist jedoch die Faltenentwicklung. Falten erzählen Geschichten und sind ein Zeichen dafür, dass man gelebt hat. Lachen, Weinen, Sorgen und Freude haben ihre Spuren hinterlassen. Jede Falte ist ein Unikat und erzählt eine persönliche Geschichte. Auch wenn es ein umfangreiches Angebot an Anti-Falten-Cremes gibt, auch wenn Botox und Liften nach wie vor boomen – ist es für jeden von uns eine Herausforderung, mit Falten selbstbewusst umzugehen und, ja, auch stolz auf sie zu sein. Denn Selbstbewusstsein hält jung. Wirklich alt sehen oft Menschen aus, die zu viel in Lifting und Operationen investieren, um möglichst jung auszusehen. Wir kennen alle die Bilder von alternden Hollywoodstars, die sich mit zig Schönheitsoperationen und Botox-Behandlungen in ein fast zombiehaftes Wesen verwandelt haben – und ihre Jugend eben nicht bewahren konnten.

Die Einschränkung der Beweglichkeit ist ein weiteres Anzeichen des Alterns. Und während graue Haare und Falten weitgehend schmerzfrei daherkommen, werden wir nicht nur weniger beweglich, sondern spüren immer mehr Schmerzen bei der Bewegung. Im jungen Alter konnte man so viel laufen, wie man wollte, ohne müde zu werden. Jetzt reicht oft schon das Treppensteigen, um außer Atem zu geraten. Aber diese Einschränkungen können auch als Chance gesehen werden, sich mehr auf die eigene Gesundheit zu konzentrieren und gesunde Entscheidungen zu treffen.

Üben Sie das Aufstehen!

Der Sitting-Rising-Test ist ein Test, der die körperliche Beweglichkeit misst. Man muss sich aus einer stehenden Position mit überkreuzten Beinen auf den Boden setzen – hier landet man im Schneidersitz – und wieder aufstehen, und dabei werden Punkte für die Art und Weise vergeben, wie man sich bewegt. Nun, wenn Sie mich fragen, hört sich das nach einem kinderleichten Test an, aber ich denke, es ist sicher, dass der Teufel im Detail steckt. Ich erinnere mich, dass ich, als ich das erste Mal von diesem Test hörte, dachte: »Das ist doch einfach! Ich setze mich auf den Boden und stehe wieder auf, kein Problem.«

Als ich mich jedoch hinsetzte, bemerkte ich, dass das gar nicht so einfach war, wie ich dachte. Prinzipiell würde ich mich als sportlich und beweglich beschreiben. Dennoch hatte ich das Gefühl, dass ich mich wie ein Roboter bewegte und mein Körper steif wie ein Brett war. Wenn das der Beweglichkeitstest war, dann würde ich bestimmt eine miserable Punktzahl bekommen. Ich stellte fest, dass es nicht nur darum ging, auf den Boden zu kommen und wieder aufzustehen. Es ging darum, wie elegant und fließend man sich bewegen konnte, ohne dabei umzufallen oder sich zu verletzen. Ich sah andere Leute, die sich anscheinend mühelos und mit einer gewissen Grazie auf und ab bewegten, als wären sie Tänzer. Und ich dachte mir: »Wie zum Teufel machen die das?«

Ich beschloss, zu Hause zu üben, damit ich beim nächsten Mal besser abschneiden würde. Ich versuchte es immer wieder mal und ich muss sagen, dass es tatsächlich half. Ich merkte, dass ich mich flüssiger bewegen konnte, ohne dabei umzufallen oder mich zu verletzen. Und je öfter ich es tat, desto besser lief es.

Wenn Sie den Sitting-Rising-Test noch nicht gemacht haben, dann empfehle ich es Ihnen wirklich. Es ist eine großartige Möglichkeit, Ihre körperliche Beweglichkeit zu testen und Ihre Fortschritte im Laufe der Zeit zu verfolgen. Aber seien Sie gewarnt, es ist nicht so einfach, wie es aussieht. Wenn Sie es beim ersten Mal nicht schaffen, machen Sie sich keine Sorgen, üben Sie einfach ein wenig und wer weiß, vielleicht werden Sie der nächste Profi!

Es lohnt sich, an dieser Stelle mal auf YouTube nach dem Sitting-Rising-Test zu suchen und sich ein paar Beispiele anzuschauen. Beim Sitting-Rising-Test werden Punkte für die Art und Weise vergeben, wie man sich aus dem Stand auf den Boden setzt und wieder aufsteht. Der Test soll die körperliche Beweglichkeit messen und es gibt insgesamt zehn Punkte zu erreichen.

Zu Beginn des Tests stehen Sie aufrecht und lassen sich dann kontrolliert und ohne Unterstützung mit überkreuzten Beinen auf den Boden sinken. Währenddessen sollten Sie Ihre Hände nicht auf den Boden legen oder sich mit Ihrem Körpergewicht nach hinten lehnen. Es ist auch wichtig, dass Sie sich beim Setzen nicht auf den Boden fallen lassen.

Sobald Sie auf dem Boden sitzen, sollten Sie wieder aufstehen. Während des gesamten Tests sollten Sie sich bemühen, eine fließende und kontrollierte Bewegung auszuführen. Für jede Bewegung werden bis zu fünf Punkte vergeben. Es gibt also insgesamt zehn mögliche Punkte.

Die Kriterien für die Punktevergabe:

Kontrolle: Punkte gibt es, wenn Sie Ihre Bewegungen kontrollieren und sich nicht auf den Boden fallen lassen.

Balance: Punkte werden vergeben, wenn Sie während des Tests ausgeglichen und stabil bleiben.

Knie: Punkte werden vergeben, wenn Sie Ihre Knie beugen und Ihre Beine korrekt positionieren.

Hände: Punkte werden vergeben, wenn Sie Ihre Hände nicht auf den Boden legen oder verwenden, um sich aufzurichten.

Füße: Punkte werden vergeben, wenn Sie Ihre Füße beim Aufstehen richtig positionieren.

Der Test wird als bestanden betrachtet, wenn Sie mindestens sechs Punkte erreichen. Wenn Sie acht bis zehn Punkte erreichen, gelten Sie als sehr beweglich und fit. Wenn Sie jedoch weniger als sechs Punkte erreichen, könnte es ratsam sein, an Ihrer körperlichen Beweglichkeit und Fitness zu arbeiten.

Also, ab morgen heißt es: Sitting und Rising!

Die Einschränkung der kognitiven Fähigkeiten ist wohl die beängstigendste Auswirkung des Alterns. Wer möchte schon vergesslich werden und wichtige Dinge vergessen? Dennoch bleibt wichtig, dass wir als ältere Generation immer noch wertvolle Mitglieder der Gesellschaft sind, auch wenn wir uns nicht mehr an alles erinnern können. Wir haben immer noch viel Weisheit und Erfahrung zu teilen und können weiterhin ein aktiver Teil der Gesellschaft sein.

Der älteste Sechsjährige der Welt

Warren Buffett wurde am 30. August 1930 in Omaha geboren. Sein Vater Howard war Broker, es war eine klassische US-amerikanische Mittelschichtfamilie. Die Arbeit des Vaters fand er spannend, damals notierte man Aktienverläufe noch per Kreide auf einer Tafel. Und mit elf Jahren soll Warren seine ersten drei Aktien gekauft haben, zu einem Kurs von 38 Dollar. Die Papiere fielen kurzzeitig auf 27 Dollar, doch der junge Warren blieb standhaft – und verkaufte bei 40 Dollar. Später nannte er das seine »Lehrstunde« – denn die Aktie stieg noch auf 200 Dollar. Mit 13 hatte Buffett sein eigenes kleines Geschäft, war Zeitungsjunge und verkaufte Tipps für Pferdewetten. Nach der Universität – er hatte von seinen vielen Jobs immerhin 10 000 Dollar auf der hohen Kante – gründete er die Firma Buffett Partnership, 1969 ging die Firma in Berkshire Hathaway auf, seit Jahrzehnten eine der wichtigsten Investmentfirmen des Planeten. Inzwischen ist der Investor 92 Jahre alt, bei einem Vermögen von 100 Milliarden US-Dollar ist er aber immer noch aktiv und gilt nach wie vor als wichtiger Indikator bei weltweiten Transaktionen. Jedoch wird sein Lebensstil als sehr bescheiden bezeichnet, so wohnt er immer noch in dem Haus, das er 1958 für 31500 US-Dollar gekauft hat. Auf der anderen Seite wird oft sein ungesunder Lebensstil mit Eis und Cola zum Frühstück thematisiert, den er selbst beschreibt mit: »Die niedrigste Sterberate gibt es unter Sechsjährigen. Also habe ich entschieden, mich wie einer zu ernähren.«

Ein tätiges Leben ist ein erfülltes Leben

Alt werden ist das eine, Alt sein etwas anderes. Heute werden die Menschen, wie erwähnt, viel älter. Wer heute mit Mitte 60 in Rente geht, kann sich statistisch gesehen noch auf ein langes Leben freuen. Die Frage ist nur: Was machen wir mit den vielen Jahren? So viele Kreuzfahrtschiffe können nicht über die Weltmeere schippern, so viele Städte- und Abenteuerreisen kann es gar nicht geben, um diese lange Zeit irgendwie sinnerfüllend zu leben. Irgendwann hat jeder Feuerland gesehen, Bären in Alaska und Löwen in der Serengeti. Das kann nicht das alleinige Ziel des Alterns sein, ständig im Flugzeug oder auf dem Schiff zu sitzen.

Einer meiner Patienten ist Anwalt, ein leidenschaftlicher Strafverteidiger, inzwischen ist er über 80 Jahre alt. Er ist altersbedingt natürlich nicht mehr bei 100 Prozent, aber die Leidenschaft für seinen Beruf ist unvermindert da. Er reist zwar auch, aber es ist ihm sehr wichtig, weiter als Anwalt tätig zu sein, Klienten zu vertreten, juristisch zu beraten, auch im Gericht zu sitzen. Das kann er, weil er sich körperlich fit fühlt, nicht ausgelaugt ist, sondern sich noch eine Neugier aufs Leben bewahrt hat. Sicher, jemand, der vier Jahrzehnte schwere körperliche Arbeit verrichtet hat, der sollte diese nicht länger als nötig tun, aber das, was wir heute Wissensarbeit nennen –

und die Mehrzahl der Menschen ist heute am Tisch vor einem Computer sitzend tätig –, das kann man auch nach 65 gut ausüben. Sofern man gesund ist. Aber ein tätiges Leben, auch im Alter, ist ein erfülltes Leben. Auch das ist ein Grund, warum wir uns nicht schon frühzeitig selbst schaden sollten.

Zur Untätigkeit verdammt

Ich kenne sehr viele Ärzte persönlich, die beruflich sehr aktiv waren, regelmäßig Kongresse organisiert, Fortbildungen gehalten und unzählige Assistenzärzte ausgebildet haben. Tag und Nacht waren sie im Einsatz für Patienten, haben sich leidenschaftlich für ihren Beruf engagiert, haben innovative Methoden etabliert. Da sie im öffentlichen Dienst tätig waren, rückte der Tag X näher. Irgendwann mussten sie tatsächlich aufhören. Die Rente stand vor der Tür und der Nachfolger ebenfalls. Einige dieser sehr erfolgreichen Ärzte fielen in ein tiefes Loch. Von einem Tag auf den nächsten waren weder ihre Expertise noch ihr Handeln gefragt. Das Gefühl des Nicht-mehr-gebraucht-Werdens nahm überhand und viele dieser Menschen alterten vorzeitig. Man konnte quasi zuschauen, wie sie in sich zusammenfielen – zur Untätigkeit verdammt, ohne Aufgabe.

Was ihnen auch fehlte, war, einen Ausgleich zu erkennen. Während der beruflichen intensiven Tätigkeit kamen Freizeit und Familie zu kurz. Definitiv standen der Beruf und die Leidenschaft zur Wissenschaft im Mittelpunkt. Neudeutsch nennen wir das Work-Life-Balance. Das hatte bei diesen Menschen nicht funktioniert, deshalb konnten sie eben auch im Alter nicht wirklich etwas mit sich anfangen. Die jüngere Generation scheint dieses Problem erkannt zu haben und arbeitet an diesem Thema.

Wie lange werde ich leben? Das ist die Frage, auf die es keine Antwort gibt. Niemand kann das sagen.

Ob man lange lebt, kann an den Genen liegen. Die Telomere würden darüber Auskunft geben. Telomere sind die Sequenzen am Ende der Chromosomen. Und je länger die Telomere sind, desto länger ist die Lebensspanne. Für diese Entdeckung haben Elizabeth Blackburn, Carol W. Greider und Jack Szostak 2009 den Nobelpreis für Medizin bekommen. Tatsächlich scheinen die Gene einen Hinweis zu geben, aber keinen endgültigen. Und vor allem können wir uns nicht darauf verlassen, dass die Gene es schon richten. Älter werden ist ein Teil des Lebens. Warum wir altern oder was die Ursachen des Alterns sind, bleibt weiterhin eine immense Herausforderung für die Wissenschaft und unsere Gesellschaft. Wir sind immer noch auf der Suche nach des Rätsels Lösung. Theorien gibt es viele: Ist es oxidativer Stress, der unsere DNA schädigt? Welche Rolle spielt die Glykosylierung dabei? (Als Glykosylierung bezeichnet man die chemischen beziehungsweise biochemischen Reaktionen, bei denen Saccharide an Nicht-Zucker wie Proteine gebunden werden.) Oder gibt es einen zeitlich vorprogrammierten Zelltod (Apoptose), der das Altern bedingt? Sehr wahrscheinlich handelt es sich um eine Kombination aus mehreren dieser Faktoren und einigen noch unerforschten Aspekten, die wir noch nicht kennen.

Wie ein ausgefranster Schnürsenkel

Wir gehen davon aus, dass der Alterungsprozess zu einem wahrscheinlich nicht unerheblichen Maße mit der Funktion der Telomere zusammenhängt. Bei den Telomeren handelt es sich um kleine Schutzkappen an den Enden der DNA-Moleküle, aus denen unsere Chromosomen bestehen. Ihre Aufgabe ist es, die Endkappen der Chromosomen zu schützen. Die Telomere können sich verlängern und ausfransen und bildlich gesprochen am Ende aussehen wie ein ausgefranster Schnürsenkel. Was das Ausfransen verhindert, sind die (Plastik-)Kappen der Schnürsenkel; wenn sie aus Metall sind, werden sie Pinken genannt. Auch Telomere weisen eine Art Kappen an den Enden auf. Schreitet die Telomere-Verkürzung fort, mögen wohl Herzinfarkt, Schlaganfall, Inkontinenz und Demenz drohen. Es ähnelt ein wenig dem Bild einer Parkuhr. Diese wird immer kürzer und läuft irgendwann ab.

Einige Nukleotide – die Bausteine der DNA – werden im Fall einer Fehlkopie nicht exakt vervielfältigt. Das bedeutet einen erheblichen genetischen Informationsverlust. Sehr wichtige Informationen können dann fehlen. Dieses mag auch den Weg freigeben, um einigen Krebszellen übermäßiges Wachstum zu gewähren. Jeder kennt das möglicherweise noch. Hat man einen DIN-A4-Bogen kopiert und das Blatt nicht richtig aufgelegt, so ist die letzte Zeile oder der letzte Buchstabe nicht mitkopiert worden. Man konnte sich den Rest dazu denken oder einfach nur ärgern.

Dies ist vergleichbar mit fehlerhaften DNA-Kopien. Das ist ein Prozess, der täglich in unserem Körper stattfindet, und die Telomere haben einen entscheidenden Beitrag dazu zu leisten, dass dieser Informationsverlust möglichst gering gehalten wird.

Mit Tag eins beginnt das Altern

Dennoch scheint es der Lauf der Dinge zu sein, dass die Telomere im Laufe der Zeit immer kürzer werden. Die präzise Funktionsweise der Telomere nimmt ab. Säuglinge haben, wenn sie auf die Welt kommen, sehr lange Telomere. Mit Tag eins der Geburt beginnt jedoch das Altern, die Telomere verkürzen sich.

Ist das gleichbedeutend mit der Tatsache, dass möglicherweise lange Telomere für ein langes, gesundes Leben stehen? Darauf gibt es eben noch keine absolut sichere Antwort. An dieser Stelle ist noch sehr viel Forschungsarbeit zu leisten. Denn diese Frage ist zum gegenwärtigen Zeitpunkt nicht seriös und abschließend beantwortbar, ob eine Verkürzung der Telomere direkt proportional mit dem Altern verbunden oder aber es nur ein Surrogat-Parameter ist – mit anderen Worten: eine Beobachtung, und die Ursache dafür scheint noch nicht eindeutig geklärt zu sein.

Andererseits wissen wir, dass bestimmte Verhaltensmuster wie Rauchen und UV-Bestrahlung eine Verkürzung der Telomere enorm beschleunigen können. Daher empfehlen wir Ärzte, diese Faktoren im Blick zu halten und möglichst die Telomere vor äußeren Einwirkungen zu schützen. David A. Sinclair hat für die Entwicklung ein schönes Bild gewählt: Eine stark zerkratzte DVD kann nicht mehr gelesen werden, der Film nicht mehr abgespielt werden. So ist es auch mit stark verkürzten Telomeren, die durch äußere, epigenetische Einflüsse zu Schaden gekommen sind. Mit anderen Worten: Wir stehen dem Altern nicht tatenlos gegenüber. Wir haben es in der Hand oder, wie es Sinclair sagt:»Wir können einiges tun, um verschiedene Aspekte der Alterung zu verlangsamen, aufzuhalten und sogar umzukehren.« In seinem wegweisenden Buch *Das Ende des Alterns. Die revolutionäre Medizin von morgen* bringt er seine Beobachtung auf einen einfachen Nenner:»Unser Lebensstil beeinflusst die Länge der Telomere.« Oder anders gesagt: Altern ist kein unvermeidliches Schicksal, sondern eine Krankheit, die schon heute therapiert und in Zukunft möglicherweise gänzlich vermieden werden kann.

Stress, Übergewicht und ein hoher Cholesterinspiegel verkürzen die Telomere – und die Folge ist: Ein erhöhtes Schlaganfall-, Herzinfarkt- und Krebsrisiko gehen damit einher.

Länger leben gleich länger herzkrank?

Dem entgegenzusteuern, ist auch mein Anliegen. Denn ja, die Lebenserwartung war noch nie so hoch wie heute. Das Leben verlängert sich immer mehr – aber es wird dadurch nicht zwangsläufig besser. Altern ist heute oft geprägt vom Leiden unter altersbedingten Krankheiten. Die moderne Medizin sorgt dafür, dass wir an bestimmten Krankheiten nicht sterben, aber sie bringt uns eben nicht die Jugend zurück.

Überspitzt könnte man formulieren:

Länger leben heißt, länger herzkrank zu sein.

Länger leben heißt vor allem: Leiden.

Das kann nicht das Ziel sein. Wenn schon länger, dann auch gut. Natürlich sollen wir länger leben. Natürlich sollen viele von uns ihren 100. Geburtstag, vielleicht auch den 105., den 110. oder sogar den 120. feiern – aber dann sollten wir das doch möglichst bei guter Gesundheit tun.

Aber was ist das eigentlich, das gute Leben? Was ist Gesundheit?

»Medizinhistorische Entwicklung des Fahrrads«

Ich war zwölf Jahre alt, als ich beschloss, Arzt zu werden. Ich bekam in meinem Umfeld mit, wie wichtig es gewesen war, anderen Menschen helfen zu können. Die Dankbarkeit und soziale Anerkennung für Ärzte war historisch gesehen immer sehr hoch. Das hatte mich sehr motiviert, wie auch der Wunsch, die Hilfe für andere Menschen zu professionalisieren. Dies ist tatsächlich altruistisch und, ohne pathetisch klingen zu wollen, eine Hingabe. Auch als Jugendlicher beschäftigte ich mich intensiv mit dem Thema Medizin und wie wir Gesundheit fördern können. Als ich 16 Jahre alt war, hatte der Bundespräsident einen Buchpreis ausgelobt, für den sich junge Menschen mit einem wissenschaftlich fundierten Manuskript bewerben konnten. Weil mich Radfahren und Medizin faszinierten, beschäftigte ich mich in meinem Manuskript mit der »Medizinhistorischen Entwicklung des Fahrrades«. Das überzeugte und ich gewann den Buchpreis des Bundespräsidenten. Nicht zuletzt das bestärkte mich, Medizin zu studieren, Arzt zu werden.

Als Arzt habe ich in den vergangenen Jahrzehnten viele Patienten erlebt – oft befinden sie sich in einer gesundheitlichen Krise, oft bedeuten schwere Herzerkrankungen auch eine Wende im Leben der Menschen.

Die Macht der Kränkung

Was sie meistens eint, ist das Streben nach Glück, nach Zufriedenheit und Anerkennung. Es gibt verschiedene Wege, diese Ziele zu erreichen. Das Entscheidende ist zu erkennen, dass jeder ein Stück weit selber verantwortlich dafür ist und in der Lage sein kann, diese Ziele zu erreichen. Natürlich gibt es Schicksalsschläge und Situationen, die dieses unmöglich oder sehr schwer machen. Als zentralen Punkt sehe ich das positive Miteinander und die Reziprozität, das Prinzip der Gegenseitigkeit. Denn durch Gegenseitigkeit entstehen Beziehungen und gegenseitiges Vertrauen. Wie sich Reziprozität bewährt, hat sich in der Evolution gezeigt. Der Mensch ist kein Einzelgänger, sondern sucht Kontakt und Anerkennung innerhalb der Gruppe.

Die Macht der Kränkung spielt somit für viele Menschen eine besondere Rolle. Umgekehrt haben Menschen, die in der Lage sind, Liebe und Freude abzugeben – dies beinhaltet, auch von den materiellen Gütern und von ihrem Wissen etwas abzugeben –, einen höheren Zufriedenheitsgrad. Und das ist in gewisser Weise auch ein Antrieb für mich.

Als Kardiologe erlebe ich regelmäßig die Dankbarkeit der Menschen, denen ich helfen konnte, deren Lebensqualität sich verbessert oder gar die Lebenserwartung erhöht. Nicht jeder Mensch ist Arzt und kann trotzdem in der Lage sein, für seine Umwelt im positiven Sinne etwas zu tun. Wenn der Nachbar nichts zu essen hat, wird es uns nicht gut gehen können. Das gute Leben über den Weg des Altruismus zu finden, ist sicher nicht der schlechteste. Andere definieren es nur als imperativen Drang zur Diversifikation der Gene und streben somit nach Glück in allem, was uns Dopamin im Gehirn spüren lässt, wie Sex, Alkohol und Drogen. Um mit den Worten des Dalai Lama zu sprechen: Wir können ohne Tee leben, aber nicht ohne Wasser. Über allem steht dabei immer das Bestreben als Arzt, anderen ein gutes und langes Leben zu ermöglichen.

Die Milch von 700 Eselinnen

Auch deshalb beschäftigen uns schon lange die Versuche der Menschen, nicht zu altern oder gar unsterblich zu werden. Die Experimente gegen das Altern waren dabei recht bizarr: Die ägyptische Königin Kleopatra pflegte ihre Schönheit und jugendliche Haut in Bädern aus Eselsmilch. Für eine tägliche Anwendung war eine Herde von ungefähr 700 Eselinnen nötig. Die ungarische Gräfin Elisabeth Báthory ging im 16. Jahrhundert bis zum Äußersten und ertränkte sich selbst im Blut von Jungfrauen. Sie erhoffte sich davon Unsterblichkeit, tatsächlich überlebte sie nicht. Der frühere indische Premierminister Morarji Desai trank regelmäßig seinen eigenen Urin und glaubte damit, ewig zu leben. Das sind nur drei von Milliarden. Unzählige Millionen von Menschen auf der ganzen Welt benutzen morgens und abends Cremes und andere Lotionen, um die Falten loszuwerden oder sie im besten Fall gar nicht erst zu bekommen.

Seitdem Männer und Frauen unter dem Zahn der Zeit leiden, suchen sie intensiv nach Möglichkeiten, ihm zu entkommen. Das Auftreten von Falten, schlaffer Haut und grauen Haaren hat die Menschen im Laufe der Geschichte dazu gebracht, wie besessen nach einem mythischen »Elixier der Jugend« zu suchen.

Jüngere Version unseres Selbst

Das Gemälde »Der Jungbrunnen« beeindruckt mich deshalb so sehr, weil es sehr anschaulich von der menschlichen Sehnsucht nach Unsterblichkeit und ewiger Jugend handelt. Die alten Frauen auf dem Gemälde sehnen sich danach, ihre abgenutzte äußere Hülle, die blass und faltig ist, abzulegen und ihr hageres Aussehen durch eine annehmbarere, jüngere Version ihres Selbst zu ersetzen. Kein anderes Bild beschreibt so eindrücklich den Wunsch der Menschheit nach ewigem Leben.

Cranach zeigt mit einem leichten ironischen Einschlag, was uns evolutionsbiologisch gesehen tatsächlich ausmacht, vor allem auch uns Männer: der imperative Drang zur Diversifikation unserer Gene. Oder anders ausgedrückt: Wir wollen uns fortpflanzen. Damit wir dafür stabil und kräftig genug sind, brauchen wir ausreichend Nahrung. Um diese beiden Ziele zu erreichen – Nahrung finden und für Nachwuchs sorgen –, sind bestimmte Faktoren erforderlich. Zum einen das Alter, das fortpflanzungsfähige Alter, welches wir mit Gesundheit und Jugend assoziieren. Gerade deshalb ist die Frage von Altern und Nicht-Altern so entscheidend.

Neue Menschen produzieren

Es spricht viel dafür, dass der Fortpflanzungstrieb einer der stärksten Triebe in uns Menschen ist. Das wiederum könnte der Grund sein, warum wir möglichst lange diesen Zustand des »fortpflanzungs- und gebärfähigen Alters« beibehalten wollen. Wie anders sonst ist zu erklären, dass sich die Menschen seit Jahrtausenden mit dem gleichen Thema beschäftigen? Jede Epoche hat hierzu ihre Sinnbilder und technischen Möglichkeiten benutzt, einige habe ich bereits in diesem Buch aufgelistet. Cranach hat es in einem

Bild auf rund zwei Quadratmetern geschafft, die gesamte Geschichte und den Wunsch der Menschheit nach ewigem Leben zusammenzufassen. »Ewig« meint in diesem Zusammenhang: Könnten wir 500 Jahre in die Zukunft schauen, so wird der Wunsch der Menschen wohl der gleiche bleiben: neue Menschen produzieren.

Als Arzt ist es mir ein Anliegen, die Menschen bei ihrer Gesundheitsplanung und dem Älterwerden zu begleiten. Vielen Menschen ist offensichtlich der Wunsch, gesund zu bleiben und möglichst lange zu leben, ein wichtiges Thema. Hierbei ist es wichtig, die Menschen seriös zu begleiten. Schließlich gibt es viel Scharlatanerie und viele unseriöse Angebote auf dem Markt. Mit dem Nicht-Altern lässt sich sehr viel Geld verdienen, aber helfen tut es den wenigsten. Im Zentrum eines guten, langen Lebens steht die Körpergewichtsreduktion.

Es stellt sich immer mehr heraus, dass Körpergewichtsregulation und Gewichtsnormalisierung, sagen wir mal ein Body-Mass-Index (BMI) von 23 bis 25, optimal zu sein scheint, um möglichst lange und gesund zu leben. Das zu erreichen und gemeinsam mit der Patientin, dem Patienten zu erarbeiten, liegt mir am Herzen. Denn ein BMI von 23 bis 25 bedeutet: geringeres Herzinfarktrisiko, geringeres Schlaganfallrisiko und ein geringeres Risiko, an einer demenziellen Erkrankung zu leiden. Vor allem aber ist Altern und Gewichtsreduktion auch ein Thema für mich persönlich, nicht nur für mich als Arzt.

Was ist der Body-Mass-Index?

Der Body-Mass-Index (BMI) ist ein einfacher Index des Verhältnisses von Gewicht zu Körpergröße, der üblicherweise zur Klassifizierung von Übergewicht und Adipositas bei Erwachsenen verwendet wird. Er ist definiert als das Gewicht einer Person in Kilogramm geteilt durch das Quadrat ihrer Körpergröße in Metern (kg/m^2).

Für Erwachsene definiert die Weltgesundheitsorganisation (WHO) das Thema Übergewicht und Adipositas wie folgt:
Übergewicht ist ein BMI größer als oder gleich 25.
Fettleibigkeit ist ein BMI größer oder gleich 30.

Der BMI ist das nützlichste Maß für Übergewicht und Adipositas auf Bevölkerungsebene, da er für beide Geschlechter und für alle Altersgruppen von Erwachsenen gleich ist. Er sollte jedoch nur als grober Richtwert betrachtet werden, da er möglicherweise nicht dem gleichen Grad an Fettleibigkeit bei verschiedenen Personen entspricht. Bei Kindern muss das Alter bei der Definition von Übergewicht und Fettleibigkeit berücksichtigt werden.

Wie kam es zum Body-Mass-Index?

Der Body-Mass-Index (BMI) ist ein Maß für das Körpergewicht, das auf der Größe und dem Gewicht einer Person basiert. Die Idee, das Körpergewicht in Bezug zur Körpergröße zu setzen, gibt es bereits seit vielen Jahren. Die ersten Versuche, das Körpergewicht in Relation zur Körpergröße zu setzen, wurden bereits im 19. Jahrhundert unternommen. 1832 schlug ein belgischer Mathematiker namens Adolphe Quetelet vor, das Körpergewicht in Kilogramm durch die Körpergröße in Metern zum Quadrat zu teilen, um einen Index zu erhalten, der das Körpergewicht relativ zur Körpergröße berücksichtigt. Die Idee wurde jedoch nicht sofort aufgegriffen und es dauerte bis in die 1970er-Jahre, als der BMI erneut in den Fokus rückte. Zu dieser Zeit stieg die Prävalenz von Fettleibigkeit in vielen Ländern und es wurde deutlich, dass ein einfaches und zuverlässiges Maß für das Körpergewicht dringend benötigt wurde.

1972 schlug der amerikanische Arzt Ancel Keys vor, den BMI als Maß für das Körpergewicht zu verwenden. Er basierte seine Empfehlungen auf Daten, die er aus der Seven Countries Study gesammelt hatte, einer groß angelegten epidemiologischen Studie, die in den 1950er-Jahren durchgeführt worden war. Keys schlug vor, den BMI als Maß für das Körpergewicht zu verwenden, da er einfach zu berechnen und mit anderen Studien vergleichbar war.

In den folgenden Jahren wurde der BMI immer häufiger verwendet, um den Körpergewichtsstatus zu beurteilen und Fettleibigkeit zu diagnostizieren. Es gibt jedoch auch Kritik an der Verwendung des BMI als Maß für das Körpergewicht, da er keine Informationen über die Verteilung von Fett im Körper liefert und somit nicht immer ein zuverlässiger Indikator für den Körpergewichtsstatus ist.

Dennoch bleibt der BMI ein wichtiger Indikator für das Körpergewicht und wird auch heute noch weltweit verwendet, um den Körpergewichtsstatus zu beurteilen und das Risiko für verschiedene gesundheitliche Probleme zu bestimmen. Das Problem bei der Bestimmung des Body-Mass-Index ist, dass im Prinzip nur ein einziges Kompartiment, also das Gesamtgewicht, bestimmt wird. Nehmen wir einen Bodybuilder mit ausgeprägter Muskelmasse. Er hat vielleicht auch einen Body-Mass-Index größer 30 und wir alle können uns sicher sein, dass dieser Mensch nicht adipös ist. Daher haben wir heutzutage geeignetere Messmethoden, um Übergewicht (Adipositas) von einer deutlichen Muskelmasse zu unterscheiden. Natürlich haben wir hierfür außerdem unseren gesunden Menschenverstand und unser Auge, die uns ebenfalls weiterhelfen.

Dennoch möchten wir diesen Umstand skalieren können. Hierfür bietet sich die bioelektrische Impedanzanalyse an.

Wann erreichen wir die letzte Dekade?

Als Arzt beschäftige ich mich sowohl in der Sprechstunde als auch in meinem eigenen Leben mit dem Älterwerden. Auch wenn wir Ärzte häufig auf der anderen Seite des Tisches sitzen, teilen wir mit unseren Patienten dieselbe Biologie und die gleichen Wünsche. Wir kommen in ein Alter, in dem wir uns die Frage »Wie wollen wir alt werden?« stellen müssen. Wann ist die letzte Dekade erreicht? Ist diese zwischen dem 60. und 70. Lebensjahr, zwischen dem 70. und 80. oder gar zwischen dem 80. und 90. Lebensjahr? Irgendwann hat jeder Mensch seine letzte Dekade. Wann diese sein wird, wissen wir nicht. Dennoch sind wir in der Lage, die letzte Dekade zu gestalten. Niemand möchte mit Demenz und Inkontinenz, pflegebedürftig die letzte Dekade seines Lebens im Bett verbringen. Sind wir bereit, Medikamente zu nehmen, um dieses Ziel zu erreichen, oder lassen wir dem Schicksal freien Lauf? Ein »richtig« oder »falsch« gibt es an dieser Stelle sicher nicht. Jeder wird da seinen eigenen Weg finden (müssen). Körpergewicht und Gewichthalten scheinen in unserer industrialisierten Welt eine erhebliche Herausforderung zu sein. Viele Studien zeigen in dieselbe Richtung. Diäten helfen bei der Körpergewichtsreduktion, doch keine davon ist in der Lage, nachhaltig den Effekt beizubehalten. Das haben wir mittlerweile ausreichend verstanden.

Es gibt neue zugelassene Präparate, die bei der Körpergewichtsreduktion helfen, das werden wir im Verlauf noch ausführlich besprechen. Wir haben uns ja auch in vielen anderen Bereichen des Lebens der Technik geöffnet. Wir sind bereit, die Schreibmaschine aufzugeben und einen PC zu benutzen, wir verwenden E-Mails und immer weniger die echte Post, wir telefonieren, anstatt Brieftauben zu versenden, und wir benutzen einen Föhn, um uns morgens die Haare zu trocknen. Wir können auf den Mond fliegen und auf dem Mars Hubschrauber fliegen lassen, weil wir es können. Wir können auch Medikamente nehmen, die uns bei dem Ziel hilfreich sein können, gesund zu altern und das Leben zu verlängern.

Gesund altern sollte eine zentrale Herausforderung werden – gerade in einer alternden Gesellschaft wie in den westlichen Industrienationen. Leider verdrängen wir oft das Alter, leider schauen wir eher nach Methoden, jung zu bleiben, als nach Methoden, gut und gesund zu altern. Aber es gibt Ausnahmen.

Einfach so weitermachen

Ich erinnere mich an einen Patienten, der das Thema Altern überraschend offen angesprochen hat. Er war nicht auf der Suche nach dem Jungbrunnen. Aber ihm war es bereits im Alter von 45 Jahren sehr wichtig, das Altern zu verlangsamen. Er fragte mich ganz offen: »Herr Dr. Osmanoglou, was kann ich tun, um möglichst lange zu leben?«

Als ich ihn mir ansah, dachte ich: »Einfach so weitermachen.« Er war Mitte 40, war schlank, kein Übergewicht, trug eine enge Jeans, ein weißes Hemd, sah aus wie ein Männer-Model im besten Alter. Auch seine Untersuchung mit dem Ultraschall ergab keine erkennbaren Altersveränderungen bei seinem Herz oder seinen Blutgefäßen. Er war in Topform. Während der Untersuchung erfuhr ich, dass er eine neue, wesentliche jüngere Freundin hat, und auch wegen ihr wollte er möglichst lange leben.

Eine Ausnahme unter den Patienten war der Mann auch, weil er wirklich explizit nach einem langen Leben fragte. Das macht sonst keiner. Die meisten wollen irgendwie zurechtkommen, wollen gesund werden oder gesund bleiben. Aber dieser Patient hat sich selbst hohe Ziele gesetzt – wirkte aber eben nicht gestresst. Denn auch wenn es etwas unwissenschaftlich klingt, aber meine Beobachtung ist: je mehr Kilos auf den Rippen, desto belastender das Leben. Und je schlanker der Mensch, desto lebensbejahender ist einer, desto mehr traut sich jemand zu, desto wohler oder besser gesagt: desto jünger fühlt er sich. Das gilt im Übrigen seit vielen Tausend Jahren.

Die letzte Portion Nahrung

Evolutionär betrachtet haben wir uns als Säugetier zu einem Kulturwesen entwickelt. Wir sind wohl die einzigen Säugetiere, die uns Geschichten von gestern und Geschichten von morgen erzählen können. Dennoch haben wir ausnahmslos die komplette Säugetierbiologie in uns. Man muss nicht lange im Alltag recherchieren, um sich dieser Situation gewahr zu werden. Warum sind wir verärgert, wenn sich jemand an der Supermarktkasse vordrängelt? Jemand schneidet uns im Straßenverkehr beim Autofahren und wir sind erbost und aufgeregt. Es gibt viele Beispiele, die exakt diese Situation darstellen. Evolutionsbiologisch bedeutet das, dass jemand schneller an der Futterquelle gewesen ist. Im Zweifel kann dies die letzte Portion Nahrung gewesen sein. Das entscheidet dann über Tod und Leben.

Diese Mechanismen funktionieren nach wie vor und haben dazu beigetragen, dass wir Menschen uns derart entwickeln konnten. Die Biologen erklären uns, dass das einzelne Individuum für das Überleben der gesamten Spezies kaum eine Rolle spielt. Das Individuum ordnet sich somit der Spezies unter. Der Mensch ist mit dem imperativen Drang zur Diversifikation der Gene biologisch ausgestattet. Das heißt, es geht um zwei Dinge: um Fortpflanzung und Futterfinden. Ohne Futterfinden ist eine Fortpflanzung nicht möglich. Ohne Fortpflanzung ist ein Überleben der Spezies nicht möglich.

Langfristige Vitalität

Langfristige Vitalität ist für jeden von uns von großer Bedeutung, um ein gesundes, aktives und erfülltes Leben zu führen. Obwohl es viele Faktoren gibt, die unsere Vitalität beeinflussen können, gibt es einige Schritte, die wir unternehmen können, um sicherzustellen, dass wir unser volles Potenzial erreichen.

Eine der wichtigsten Maßnahmen, die wir ergreifen können, um langfristig vital zu bleiben, ist die Förderung eines gesunden Lebensstils. Dazu gehören regelmäßige körperliche Aktivität, eine ausgewogene Ernährung und eine gute Schlafhygiene.

Regelmäßige körperliche Aktivität ist entscheidend für die Erhaltung der Vitalität. Es ist bekannt, dass körperliche Aktivität das Risiko von Herz-Kreislauf-Erkrankungen, Diabetes, Fettleibigkeit und vielen anderen Krankheiten reduziert. Es gibt viele Möglichkeiten, körperliche Aktivität in unseren Alltag zu integrieren, wie zum Beispiel Spaziergänge, Joggen, Yoga, Schwimmen oder Radfahren. Grundsätzlich wird empfohlen, mindestens 150 Minuten moderate körperliche Aktivität pro Woche zu absolvieren, um die Vitalität zu fördern.

Eine ausgewogene Ernährung ist ebenfalls wichtig, um langfristig vital zu bleiben. Es wird empfohlen, eine Ernährung zu wählen, die reich an Obst, Gemüse, Vollkornprodukten, magerem Protein und gesunden Fetten ist. Eine solche Ernährung kann dazu beitragen, das Risiko von chronischen Krankheiten wie Herz-Kreislauf-Erkrankungen, Diabetes und Fettleibigkeit zu reduzieren. Es ist auch wichtig, auf die Portionsgrößen zu achten und unnötige Kalorien durch zuckerhaltige Getränke und Snacks zu vermeiden.

Gute Schlafhygiene ist ein weiterer wichtiger Faktor, um langfristig vital zu bleiben. Der Körper braucht ausreichend Schlaf, um sich zu erholen und zu regenerieren. Es wird empfohlen, mindestens sieben bis acht Stunden Schlaf pro Nacht zu bekommen. Um einen guten Schlaf zu gewährleisten, sollten Sie eine regelmäßige Schlafroutine einhalten, keine stimulierenden Getränke und Lebensmittel vor dem Schlafengehen zu sich nehmen sowie ein komfortables Schlafumfeld schaffen.

Es gibt noch weitere Maßnahmen, die dazu beitragen können, langfristig vital zu bleiben. Dazu gehören Stressmanagement-Techniken, um mit den Anforderungen in Job und Familie besser umgehen zu können. Dazu gehört aber auch das Vermeiden von Rauchen und übermäßigem Alkoholkonsum sowie regelmäßige Gesundheitsuntersuchungen und die Einhaltung der empfohlenen Impfungen. Zusammenfassend kann gesagt werden, dass es viele Schritte gibt, die wir unternehmen können, um langfristig vital zu bleiben. Eine gesunde Lebensweise, regelmäßige körperliche Aktivität, eine ausgewogene Ernährung, eine gute Schlafhygiene und die Vermeidung von schädlichen Verhaltensweisen wie Rauchen und übermäßigem Alkoholkonsum sind einige der wichtigsten Schritte, die wir unternehmen können, um unsere Vitalität zu fördern.

Regelmäßige körperliche Aktivität ist wichtig für die Erhaltung der Vitalität. Sie kann helfen, die Gesundheit des Herzens, den Stoffwechsel, die Funktion von Knochen und Gelenken sowie die geistige Gesundheit zu verbessern. Es gibt viele Möglichkeiten, körperliche Aktivität in den Alltag zu integrieren. Dazu gehören:

• Spaziergänge: Ein täglicher Spaziergang kann dazu beitragen, die Gesundheit des Herzens zu verbessern und den Stoffwechsel zu stimulieren.

• Joggen: Joggen kann dazu beitragen, die Knochen und Gelenke zu stärken und den Stoffwechsel anzukurbeln.

• Yoga: Yoga kann helfen, Stress abzubauen, die Flexibilität zu verbessern und den Körper zu stärken.

• Schwimmen: Schwimmen ist eine gelenkschonende Aktivität, die die Herzgesundheit verbessern und den Stoffwechsel ankurbeln kann.

• Radfahren: Radfahren kann dazu beitragen, die Knochen und Gelenke zu stärken und den Stoffwechsel anzukurbeln.

Neben der körperlichen Bewegung spielt eine gesunde Ernährung eine entscheidende Rolle. Hier seien einige Beispiele genannt:

• Frisches Obst und Gemüse: Äpfel, Bananen, Orangen, Brokkoli, Karotten, Spinat und Grünkohl

• Vollkornprodukte: Vollkornbrot, Vollkornreis, Quinoa und Haferflocken

- Mageres Protein: Hähnchenbrust, Fisch, Tofu, Bohnen und Linsen
- Gesunde Fette: Avocado, Nüsse, Olivenöl und Fischöl

Die Hälfte der Menschen mit 60 Jahren noch am Leben

Die Natur hat uns für die Fortpflanzung einen Spielraum von 20 bis 30 Jahren eingeräumt. In diesen Jahren sind wir am besten bereit, um uns ausreichend fortzupflanzen, also den Fortbestand unserer Spezies zu sichern. Und in dieser Zeit musste es auch klappen, sonst hat es nie geklappt, zumindest in den frühen Jahren der Menschheit. Die Anthropologen können an dieser Stelle Studien aufzeigen, aus denen deutlich hervorgeht, dass die Menschen in Urzeiten nur eine sehr reduzierte Lebenserwartung hatten. Mehr als 50 Prozent der bis zu 25-Jährigen der Gesamtbevölkerung sind vor 50 000 Jahren bereits nicht mehr am Leben gewesen. In modernen Industriezeiten gehen wir davon aus, dass mindestens 50 Prozent der Menschen mindestens 60 Jahre alt werden. Da hat sich in den vergangenen Jahrtausenden, seit Auftauchen der ersten Homo sapiens, einiges getan.

Mit dem Sesshaft-Werden des Homo sapiens hat sich eine grundlegende Änderung des modernen Menschen in der Lebensweise ergeben. Ackerbau und Viehzucht haben dazu geführt, dass der Mensch nicht mehr jagen und sammeln musste. Lang bewährte Prinzipien konnten aufgegeben werden. Der Vorteil bestand darin, mit dem dann domestizierten Weizen große Populationen zu ernähren. Es sind jedoch an dieser Stelle unterschiedliche Fressfeinde entstanden, seien es Schädlinge und Käfer oder aber auch andere feindlich gesonnene Stämme, die an die Nahrungsquelle kommen wollten.

Im Laufe der Evolution sind somit Strategien zum Tragen gekommen, die nachhaltig das Überleben unserer Spezies sichern. Es sind Kooperationen und Vereinbarungen in immer größer werdenden Gruppen erforderlich gewesen. Biochemisch sind wir Menschen im Vergleich zu anderen Säugetieren mit einem hohen Maß an Empfindlichkeit für Dopamin ausgestattet worden. Dopamin ist als »Botenstoff des Glücks«, als »Glückshormon« bekannt. Es ist dafür verantwortlich, dass wir Glücksgefühle empfinden können. Zu einer Dopaminausschüttung kann es kommen, wenn wir ein gesetztes Ziel erreichen. Zudem motiviert uns das Dopamin, Dinge zu wiederholen, die uns glücklich gemacht haben. Und viele Dinge gelingen eben leichter, wenn uns die Pfunde nicht im Weg sind.

DIE Aufgabe: Leben schaffen

Evolutionär gesehen bedeutet Schlankheit also Vitalität und Zeugungsfähigkeit. Wer schlank ist, ist behände bei der Jagd, ist schneller und agiler, kann rascher agieren, ist im Vorteil beim Sammeln. Und tatsächlich gibt es kaum Knochenrekonstruktionen von übergewichtigen Neandertalern. Eine schlanke Figur war von Vorteil, nicht nur wenn es galt, Essen zu finden, sondern auch bei der Fortpflanzung. Womit wir bei einem zentralen Punkt der Evolution wären: Leben zu schaffen. Und das scheint schlankeren Menschen besser und zuverlässiger zu gelingen.

Testosteron-Superpower – auch für ein langes Leben?

Testosteron ist das wichtigste Hormon beim Mann, es wird in den Hoden produziert. Und das Besondere ist: Es ist der Stoff, der aus Jungs Männer macht. Testosteron ist dafür verantwortlich, dass die körperliche Entwicklung von Männern biologisch ungestört abläuft, einschließlich der Entwicklung von Knochen, Muskeln und Haaren sowie der Stimmbildung.

45

Testosteron beeinflusst auch die sexuelle Funktion von Männern, einschließlich des Sexualtriebs und der Erektionsfähigkeit. Es kann auch Auswirkungen auf die Stimmung und das Verhalten haben, einschließlich Aggression und Dominanz.

Frauen produzieren auch Testosteron, aber in viel geringeren Mengen als Männer. Ein zu niedriger Testosteronspiegel bei Frauen kann zu verschiedenen Symptomen führen, einschließlich vermindertem Sexualtrieb, Müdigkeit, Muskelschwäche und Depressionen. Es kann auch das Risiko von Osteoporose erhöhen. Ein hoher Testosteronspiegel bei Frauen wiederum kann ebenfalls zu Symptomen führen, wozu unregelmäßige Menstruationszyklen, vermehrte Körperbehaarung, Akne und eine tiefere Stimme gehören.

Die Behandlung von Testosteronungleichgewichten bei Frauen kann durch verschiedene Methoden erfolgen, einschließlich Hormonersatztherapie und Medikamente, die den Testosteronspiegel senken. Es ist jedoch wichtig zu beachten, dass die Behandlung von Testosteronungleichgewichten bei Frauen komplex sein kann und von vielen Faktoren abhängt, einschließlich des Alters und des allgemeinen Gesundheitszustands.

Es ist auch wichtig zu beachten, dass eine übermäßige Einnahme von Testosteron bei Frauen zu potenziellen Risiken und Nebenwirkungen führen kann, einschließlich vermehrtem Haarwuchs, Akne, Vertiefung der Stimme und Veränderungen im Menstruationszyklus. Es ist daher wichtig, dass Frauen, die Probleme mit ihrem Testosteronspiegel haben, von einem Arzt überwacht werden. Insgesamt spielt Testosteron auch bei Frauen eine wichtige Rolle bei der sexuellen und körperlichen Gesundheit, und ein Ungleichgewicht im Testosteronspiegel kann Symptome verursachen, die behandelt werden müssen.

Testosteronmangel bei Männern kann zu verschiedenen Symptomen führen, einschließlich vermindertem Sexualtrieb, Müdigkeit und Depressionen. Es kann auch das Risiko von Osteoporose erhöhen. Ein

Testosteronmangel kann durch verschiedene Faktoren verursacht werden, einschließlich Verletzungen oder Erkrankungen der Hoden, bestimmte genetische Erkrankungen, Übergewicht/Adipositas oder durch den natürlichen Alterungsprozess.

Die Behandlung von Testosteronmangel kann durch eine Testosteronersatztherapie (TRT) erfolgen. TRT kann in verschiedenen Formen verabreicht werden, einschließlich Injektionen, Gelen oder Pflastern. Sie kann dazu beitragen, Symptome des Testosteronmangels zu lindern und das allgemeine Wohlbefinden von Männern zu verbessern. Es gibt jedoch potenzielle Risiken und Nebenwirkungen von TRT, einschließlich eines möglicherweise erhöhten Risikos für Prostatakrebs und Blutgerinnsel. Im Hinblick auf das Risiko eines Prostatakarzinoms unter der Testosteronersatztherapie ist jedoch davon auszugehen, dass sich das Prostatakarzinom unabhängig davon entwickelt hätte. Man erklärt sich die scheinbare Häufung dadurch, dass es wahrscheinlich einfach nur in einem früheren Stadium entdeckt wird, weil die Patienten mit einer regelmäßigen Testosteronersatztherapie auch regelmäßig in der Urologie untersucht werden.

Insgesamt spielt Testosteron eine wichtige Rolle in der körperlichen und sexuellen Gesundheit von Männern. Es ist jedoch wichtig zu beachten, dass ein Testosteronmangel diagnostiziert und behandelt werden muss, um mögliche negative Auswirkungen auf die Gesundheit zu vermeiden. Es gibt Hinweise darauf, dass ein höherer Testosteronspiegel mit einer erhöhten Langlebigkeit in Verbindung stehen kann. Studien haben gezeigt, dass Männer mit höheren Testosteronspiegeln möglicherweise ein geringeres Risiko für bestimmte Erkrankungen haben, die mit dem Alter zusammenhängen, wie zum Beispiel Herz-Kreislauf-Erkrankungen.

Es wurde auch untersucht, ob eine Testosteronersatztherapie (TRT) zur Langlebigkeit beitragen kann. Einige Studien haben gezeigt, dass ältere Männer, die TRT erhalten, möglicherweise ein geringeres Risiko für bestimmte altersbedingte Erkrankungen wie zum Beispiel Osteoporose und Diabetes haben.

Der Zusammenhang zwischen Testosteron und Langlebigkeit ist noch nicht vollständig ergründet. Weitere Forschung ist notwendig, um die Auswirkungen von Testosteron auf die Langlebigkeit besser zu verstehen. Es ist auch wichtig zu beachten, dass gesunde Lebensgewohnheiten wie regelmäßige Bewegung, eine ausgewogene Ernährung und Stressmanagement wichtige Faktoren sind, die zur Förderung der Langlebigkeit beitragen können.

Wer von einer Testosterontherapie deutlich profitiert, sind übergewichtige Diabetiker. Diese Gruppe leidet besonders oft an einem symptomatischen Testosteronmangel. Nach einer regelmäßigen Anwendung einer Testosteronhormonersatztherapie blühen einige Männer regelrecht auf. Sie beschreiben es wie einen zweiten Frühling. Das Lebensgefühl wird gesteigert, die Vitalität und Männlichkeit leben förmlich auf. Ich erinnere mich an einen glücklichen Patienten, der mir von seiner deutlichen Steigerung der Lebensqualität berichtete, nachdem ich ihn fragte, wie es ihm mit der Therapie gehe. Er erwiderte mit einem breiten Lächeln im Gesicht, dass er es richtig gut findet, aber seine Frau sei mittlerweile ganz schön genervt. Ich habe bisher noch keinen Mann erlebt, der diesen magischen Stoff freiwillig wieder hergegeben hat.

Meine Arbeit als Herzspezialist

Ich hätte nie gedacht, dass ich als Kardiologe auch in die Situation geraten könnte, tatsächlich mal Paartherapie machen zu dürfen. Ein Mann mit Anfang 50, prinzipiell mit sportlicher Statur, aber nach einem Herzinfarkt und mit gestörter Glukosetoleranz entsprechend einer Vorstufe von Diabetes mellitus, stellte sich in meiner Sprechstunde zur weiteren Behandlung vor. Nach dem Herzinfarkt machte er sich vermehrt Sorgen um seine Herzgesundheit. Das Vertrauen in die »Pumpe« mitten im Brustkorb hat er nicht mehr richtig wiedererlangt. An dieser Stelle war viel Aufklärungsarbeit nötig, damit er wieder Vertrauen in seine Herzgesundheit aufbauen konnte. Er nahm regelmäßig an einer Herzsportgruppe teil und er hatte eine Rehabilitation unter stationären Bedingungen absolviert. Mit dem Misstrauen in seine Herzgesundheit stellten sich auch ein Libidomangel und Potenzstörungen ein. Die Sorge, im Bett zu »versagen«, war stetig gewachsen. Er hatte sich vertrauensvoll an mich gewandt. Ich verschrieb ihm die typischen kleinen blauen Pillen nach entsprechender Aufklärung. Viagra und Co. hatten allerdings nur mäßige Effekte. In den Laboruntersuchungen zeigte sich ein signifikanter Testosteronmangel. Eine Überweisung in die Urologie erfolgte und es konnte mit einer Hormonersatztherapie begonnen werden. Nach einiger Zeit blühte der Patient hinsichtlich Libido und Potenz wieder auf.

Zwischenzeitlich kam der Patient mit seiner Ehefrau in die Sprechstunde, um diese Themen zu besprechen. Es hört sich ein bisschen an wie in einem Märchen. Das Paar hat wieder zueinandergefunden und sie konnten ihre Zweisamkeit wieder genießen.

Die Details erspare ich Ihnen an dieser Stelle. Als Dankeschön für die glücklichen Stunden habe ich einen selbst gebackenen Kuchen bekommen.

Tatsächlich schränkt Übergewicht die Fruchtbarkeit ein. Studien haben ergeben, dass Übergewichtige weniger Samenzellen haben, und zwar bis zu 20 Prozent weniger. Und die wenigen sind auch noch langsamer und haben eine kürzere Lebensdauer als bei Männern mit Normalgewicht. Die Kilos belasten das Hormonsystem und damit die Spermaproduktion. Schlankheit bedeutet nicht nur, gut auszusehen, attraktiv zu sein, sondern eben auch noch im Bereich der Fortpflanzung fitter zu sein.

Schlank und jung scheint das Ideal. Und ganz brutal gesprochen: Das Altern hat keinen Sinn. Rein biologisch gesehen gibt es keinen evolutionären Sinn der Zellalterung und -verkalkung. Leben, das heißt Spaß an der Freude, Paarungsbereitschaft, Genuss, Vitalität. Altern taucht in dieser Abfolge nicht auf.

Bei vielen ist es Kopfsache

Wo wir gerade dabei sind: Potenzstörung ist tatsächlich ein Oberbegriff. Natürlich kommt es vor, dass auch in meiner Sprechstunde das Thema angesprochen wird. An dieser Stelle habe ich mir angewöhnt, sehr genau nachzufragen. Um was geht es wirklich? Ist das Problem rein somatisch, also körperlich zu sehen? Sind die Gefäße derart erkrankt, dass der Blutfluss in den Genitalen nicht mehr funktioniert? Sind die Nerven teilweise abgestorben, beispielsweise bei Diabetikern, sodass die Reizleitung nicht mehr einwandfrei arbeitet? Das muss zunächst geklärt werden. Denn das sind ernst zu nehmende Themen.

Bei vielen der männlichen Patienten ist es jedoch reine Kopfsache. Unlängst erzählte mir einer meiner Patienten, dass er impotent sei und eine weitere kardiologische und urologische Diagnostik erforderlich sei. Mehr oder weniger beiläufig erwähnte er, dass die Impotenz aber nur mit seiner Ehefrau ein Problem sei. Sobald er mit seiner heimlichen Geliebten zusammen sei, sei alles in Ordnung.

Was kann ich diesem Patienten antworten? Welches tatsächliche Problem liegt bei ihm vor? Und da sind mir als Kardiologe dann Grenzen gesetzt. Vermutlich muss ich solche Patienten nicht zum Urologen überweisen, er bräuchte wohl eher einen Termin bei einem Paartherapeuten oder sollte die Trennung von seiner Frau in Erwägung ziehen. An dieser Stelle kann der Kardiologe vielleicht dann doch nicht mehr weiterhelfen.

Hormonersatztherapie bei der Frau

Die Hormonersatztherapie (HRT) ist eine weitverbreitete Behandlungsmethode zur Linderung der Symptome der Menopause bei Frauen. Die Menopause ist ein natürlicher Prozess, der normalerweise im Alter zwischen 45 und 55 Jahren auftritt und durch den allmählichen Rückgang der Hormonproduktion in den Eierstöcken gekennzeichnet ist. Ein niedriger Östrogenspiegel kann zu verschiedenen Symptomen führen, einschließlich Hitzewallungen, vaginaler Trockenheit, Schlafstörungen und Stimmungsschwankungen.

Die HRT beinhaltet die Gabe von künstlichen Hormonen, meist Östrogen und Progesteron, um die Hormonspiegel bei Frauen wiederherzustellen, die in der Menopause sind oder deren Eierstöcke entfernt wurden. Die Hormone können als Pille, Pflaster, Gel oder Vaginalring verabreicht werden und werden in der Regel täglich eingenommen oder einmal pro Woche gewechselt. Frauen, die ihre Gebärmutter noch haben, benötigen außerdem eine Form von Progesteron, um das Risiko einer Gebärmutterschleimhauthyperplasie oder Krebs zu reduzieren.

Die HRT kann dazu beitragen, die Symptome der Menopause zu lindern und das allgemeine Wohlbefinden von Frauen zu verbessern. Die Behandlung kann auch dazu beitragen, das Risiko von Osteoporose und Herz-Kreislauf-Erkrankungen zu reduzieren. Ein niedriger Östrogenspiegel kann zu Knochenschwund und einem erhöhten Risiko von Frakturen führen. Die HRT kann das Risiko von Knochenverlust reduzieren und das Risiko von Osteoporose verringern. Die HRT kann auch das Risiko von Herz-Kreislauf-Erkrankungen senken.

Nicht außer Acht lassen sollte man jedoch, dass die HRT auch potenzielle Risiken und Nebenwirkungen hat. Ein erhöhtes Risiko für Brustkrebs, Blutgerinnsel, Schlaganfälle und Herzinfarkte ist bei Frauen, die eine HRT erhalten, beobachtet worden. Das Risiko für diese Komplikationen hängt von verschiedenen Faktoren ab, einschließlich des Alters und der allgemeinen Gesundheit der Frau sowie der Art und Dauer der HRT. Daher sollte die HRT individuell angepasst werden, um die besten Ergebnisse zu erzielen und das Risiko von Nebenwirkungen zu minimieren.

Es ist wichtig zu betonen, dass die HRT nicht für alle Frauen geeignet ist. Frauen mit Brustkrebs in der Anamnese, Herz-Kreislauf-Erkrankungen oder Thrombosen sollten keine HRT in Anspruch nehmen. Frauen sollten auch mit dem Gynäkologen beziehungsweise der Gynäkologin ihres Vertrauens sprechen, um das Risiko und die Vorteile der HRT zu bewerten und die beste Behandlungsoption für ihre individuellen Bedürfnisse zu bestimmen.

Insgesamt kann die Hormonersatztherapie eine wirksame Behandlungsoption für Frauen sein, die Symptome der Menopause erfahren, und das Risiko von Osteoporose und Herz-Kreislauf-Erkrankungen reduzieren. Die Hormonersatztherapie (HRT) ist also eine Behandlungsmethode, die bei Frauen zur Linderung von Symptomen der Menopause nach entsprechender Abwägung erfolgreich eingesetzt wird. Die HRT selbst kann grundsätzlich auf synthetischen oder bioidentischen Hormonen basieren. Die Unterschiede zwischen diesen beiden Arten von Hormonen sollten neben der individuellen Anamnese ebenfalls bei der Wahl der passenden HRT berücksichtigt werden.

Synthetische Hormone werden chemisch hergestellt. Diese Hormone haben eine ähnliche chemische Struktur wie natürliche Hormone, unterscheiden sich jedoch leicht in ihrer Struktur. Diese Unterschiede können dazu führen, dass synthetische Hormone im Körper anders wirken als natürliche Hormone und sie können potenziell unterschiedliche Auswirkungen haben. Ein Beispiel für synthetische Hormone, die bei der HRT verwendet werden, ist Premarin, das aus dem Urin von trächtigen Stuten gewonnen wird.

Bioidentische Hormone sind natürliche Hormone, die in einer Laborsynthese nachgebildet wurden. Bioidentische Hormone haben die gleiche chemische Struktur wie die Hormone, die der Körper auf natürlichem Wege selbst produziert. Aus diesem Grund können bioidentische Hormone im Körper ähnlich wirken wie natürliche Hormone. Beispiele für bioidentische Hormone, die bei der HRT verwendet werden, sind Östradiol, Progesteron und Testosteron.

Einige Studien haben gezeigt, dass bioidentische Hormone sicherer sind und weniger Nebenwirkungen haben als synthetische Hormone. Bioidentische Hormone können auch genauer dosiert werden, um den individuellen Bedürfnissen von Frauen gerecht zu werden. Prinzipiell sollte den bioidentischen Hormonen aufgrund der besseren Verträglichkeit und Wirksamkeit und aufgrund eines geringeren Risikos für unerwünschte Nebenwirkungen der Vorzug gegeben werden.

Prinzipiell gehen wir davon aus, dass eine individuelle Hormonersatztherapie bei der Frau positive Effekte im Hinblick auf die Langlebigkeit haben kann – wir können uns hier vor Augen halten, dass das Risiko für Herz-Kreislauf-Erkrankungen, Demenz und Osteoporose in dieser Gruppe signifikant gesenkt werden kann. Entscheidend hierbei ist, das sogenannte goldene Fenster bei der Frau hinsichtlich einer Hormonersatztherapie nicht zu verpassen. Man geht davon aus, dass fünf bis sechs Jahre nach der Menopause das Fenster für den Beginn einer Hormonersatztherapie geschlossen ist. Sollte der Beginn innerhalb dieses Zeitfensters begonnen haben, so spricht nichts dagegen, die Therapie lebenslang fortzuführen. Aus den bisherigen Studien geht hervor, dass das Brustkrebsrisiko in dieser Gruppe der Frauen nach einer Einnahme von circa sieben Jahren minimal erhöht war. Dennoch gehen die Frauen regelmäßig zur Brustkrebsvorsorge inklusive Mammografie, sodass das Risiko überschaubar bleiben sollte. Demgegenüber stehen die deutlich positiven Effekte wie weniger Herz-Kreislauf-Erkrankungen, weniger Demenz, weniger Osteoporose et cetera. Das Brustkrebsrisiko bei der Frau steigt statistisch gesehen übrigens ebenfalls durch ein Gläschen Wein am Abend, durch Übergewicht oder durch mangelnde Bewegung.

Was der Kardiologe eigentlich nicht macht

Ich sehe regelmäßig Patientinnen in meiner Sprechstunde mit unklaren Symptomen wie Herzrhythmusstörungen, Schlafstörungen, Gelenkbeschwerden und allgemeinem Unwohlsein. Diese Frauen haben meistens eines gemeinsam: Sie stehen mitten im Leben und der Alltag hat sie fest im Griff. Bei vielen hat sich eine körperliche Veränderung eingestellt. Die Zunahme von Körpergewicht spielt hier nicht selten eine Rolle dabei. Stimmungsschwankungen und die Belastungen mit Haus, Hof, Job und Familie tun ein Übriges.

Was machen wir in so einem Fall? Wir fahren unser komplettes Szenario auf, machen Ultraschall vom Herzen, schreiben ein EKG, nehmen Blut ab und führen auch noch einen Belastungstest durch.

Oftmals können wir mitteilen, dass das Herz vollkommen gesund ist. Das ist einerseits erleichternd, aber woher die Symptome kommen, bleibt unklar. Oft rege ich eine Bestimmung der in der Gynäkologie eine Rolle spielenden Hormone an. Damit überraschte ich nicht selten die Patientinnen, die das nicht von einem Kardiologen erwarten. Da ich kein Gynäkologe, sondern Kardiologe bin, überweise ich die Patienten in die Gynäkologie. Die meisten Patientinnen sind ja bereits bei ihren Gynäkologen in besten Händen. Auch da zeigt die Erfahrung, dass sich nicht alle Gynäkologen mit diesem Thema ausführlich beschäftigen. Sie fragen ab, ob die Regel noch zyklusgerecht kommt und ob es typische Symptome der Wechseljahre wie beispielsweise Hitzewallungen gibt. Dabei können die Symptome so vielfältig sein. Herzrhythmusstörungen, Schlafstörungen, Stimmungsschwankungen können definitiv dazugehören. Wie bei folgender Patientin: Sie war Anfang 40, sah aus wie das blühende Leben, fernab der Vorstellung, in den Wechseljahren zu sein. Nach gründlicher kardiologisch-internistischer Untersuchung hatte sich kein wegweisender Befund ergeben. Die junge Frau war komplett herzgesund, internistisch ergab sich auch kein Hinweis für eine grundlegende Erkrankung. Am Ende stellte sich tatsächlich heraus, dass sie mitten in den Wechseljahren war, trotz mehr oder weniger regelmäßiger Regelblutung. Nach Einleitung einer Hormonersatztherapie haben sich quasi alle Symptome aufgelöst. Medizin kann manchmal so einfach sein.

Aber hat die Medizin auch einen Plan für das Altern? Oder besser gefragt: Hat die Medizin effektive und anwendbare Strategien für das gute Altern?

IV.
DAS GUTE ALTERN

Haben wir eigentlich einen Plan für das Alter – oder werden wir irgendwann alle unsterblich sein?

»I'm gonna live forever«– und das scheint auch unser größtes Dilemma: Wir wollen lange leben, altern wollen wir aber nicht. Wir träumen von der immerwährenden Jugend. Im Laufe der Zeit hat die Menschheit immer nach Wegen gesucht, das Leben zu verlängern. In der modernen Zeit haben wir Organtransplantationen, Anti-Aging-Cremes und plastische Chirurgie, um entweder unser Leben zu verlängern oder, wenn wir die Vergeblichkeit dieser Prämisse akzeptieren, dann zumindest zu versuchen, sich jünger aussehen zu lassen. Und das kostet. Der Umsatz der globalen Anti-Aging-Industrie wird inzwischen auf mehr als 44 Milliarden US-Dollar geschätzt. Und während Alexander der Große noch auf der Suche nach einem magischen Wasser war, investieren heute vor allem die Tech-Milliardäre aus dem Silicon Valley viel Geld, um sich nicht mit dem Altern abfinden zu müssen. Sie investieren in Wissenschaft und Forschung, um Krankheiten wie Krebs, Alzheimer oder Diabetes zu heilen und so den Traum vom langen, gesunden Leben zu verwirklichen.

Der Refrain des Titelsongs zum Film *Fame*, gesungen von der unlängst verstorbenen Schauspielerin Irene Cara, enthält die Zeile »I'm gonna live forever«. Cara sang über die posthume Langlebigkeit, die

Ruhm verleihen kann. In einigen Ecken der Welt wird die Hybris jedoch wörtlich genommen – vor allem in der Technologiebranche. Im Silicon Valley erklären inzwischen manche die Unsterblichkeit zu einem erstrebenswerten Ziel. Viele bedeutende Personen in der Technologiebranche haben Gelder in Projekte gesteckt, um den Tod zu überwinden, als handle es sich dabei nur um ein Upgrade des Smartphone-Betriebssystems.

Rat der Alten?

Das Altern hat gesellschaftlich gesehen heute keinen guten Ruf. Allein mit der Betitelung »alter weißer Mann« geht inzwischen eine deutliche Abwertung einher. Spätestens wer die 60 überschritten hat, vor allem als Mann, gilt als Wesen aus einer vergangenen Zeit. Der technologische Wandel ist so rasant, das Wissen erneuert sich ständig, und »Erfahrung« ist inzwischen ein sehr relativer Begriff. Alte weiße Männer werden zudem als wenig einsichtig, überheblich, sarkastisch und ohne Verständnis für eine neue Zeit angesehen. Die Achtung des Alters hat deutlich abgenommen.

Das ist geschichtlich betrachtet sicher eine neue Entwicklung. Der römische Senat (lateinisch: *senatus*, abgeleitet von lateinisch *senex*, »alter Mann, Ältester«) war die wichtigste Institution im alten Rom – und Vorbild für Regierungen und politische Partizipation bis in die heutige Zeit. Die dort tagenden »alten Männer« waren anerkannte Personen des Römischen Reichs. Im alten Griechenland gab es die »sieben Weisen«, die sowohl politische wie geistige Orientierung gaben. Zwar sitzen in Parlamenten und Regierungen nach wie vor viele ältere Männer und Frauen, die Lösung drängender Probleme der Gegenwart wird ihnen jedoch immer seltener zugetraut.

Was, wenn der Tod nicht gehackt wird?

Über den berühmten Silicon-Valley-Investoren und PayPal-Mitgründer Peter Thiel wird gesagt, er nehme täglich Wachstumshormone ein und habe vor, seinen Körper später einfrieren zu lassen. Zudem investiert Thiel Millionen in Forschungseinrichtungen wie die SENS Research Foundation, deren Wissenschaftler an Therapien forschen, die altersbedingte Veränderungen im Körper aufhalten sollen. Dazu gehört die Entfernung von seneszenten, das heißt alternden, teilungsunfähigen Zellen, die zu entzündlichen Erkrankungen wie Arthritis beitragen können. Auch andere Unternehmer wie Amazon-Gründer Jeff Bezos oder Google-Gründer Larry Page investieren schon seit längerer Zeit in Forschungsvorhaben, die Alterskrankheiten wie Krebs und den Verlust von Nervenzellen eindämmen sollen. Aber auch sie haben den Jungbrunnen noch nicht gefunden – trotz vieler Millionen US-Dollar, die sie bereits investiert haben.

Wird uns eine Qualle unsterblich machen?

»Ich habe jedenfalls nicht vor zu sterben«, sagt José Cordeiro. Der spanische Ingenieur gehört zu einer Gruppe von Denkern und Forschern, die sich im Thinktank The Millennium Project zusammengeschlossen hat. Sie sagen: Unsterblichkeit ist möglich. Cordeiro entwirft gemeinsam mit einem Co-Autor in seinem Buch *Der Sieg über den Tod. Die wissenschaftliche Möglichkeit, ewig zu leben, und ihre moralische Rechtfertigung* eine Idee, wie wir ewig leben werden. Der Mensch sei nicht für die Ewigkeit gemacht, das höre er immer wieder, sagt Cordeiro. Das sei überholt: »Der Mensch ist auch nicht zum Fliegen gemacht«, sagt der Forscher: »Jetzt fliegen wir zum Mond.« Die größte Hoffnung setzt der Spanier auf eine wenige Millimeter große Qualle namens Turritopsis dohrnii. Diese lebt vor Mallorca und gilt als der einzige bekannte

Vielzeller, der sich selbst verjüngen kann. Sie ist damit potenziell unsterblich. »Jetzt, wo wir diese Qualle studieren, werden wir bald eine Lösung finden«, sagt Cordeiro. Wenn ihm gelingt, die Fähigkeiten der Quallen zur eigenen Verjüngung in menschliche Zellen zu übertragen, steht das ewige Leben unmittelbar bevor.

Was aber, wenn der Tod einfach nicht gehackt werden kann und die Langlebigkeit immer eine Obergrenze haben wird, egal, was wir tun?

Forscherinnen und Forscher haben sich der Frage gewidmet, wie lange Menschen leben können, wenn sie dank einer Kombination aus Glück und Genetik nicht von einem Bus überfahren werden oder an Krebs oder Herzkrankheiten sterben. Sie berichten, dass die Fähigkeit des Körpers, das Gleichgewicht seiner unzähligen Struktur- und Stoffwechselsysteme nach Störungen wiederherzustellen, auch dann mit der Zeit nachlässt, wenn man die Faktoren meidet, die normalerweise zum Tod führen. Und selbst wenn wir mit wenigen Stressoren durchs Leben kommen, setzt dieser schrittweise Rückgang der maximalen Lebensspanne für Menschen irgendwo zwischen 120 und 150 Jahren eine Grenze. Wir können das Sterben bisher nicht vermeiden, wir können auch den Alterungsprozess nicht aufhalten, aber eben deutlich verlangsamen.

Plötzlich sind wir wieder beim Gewicht

Wenn wir als Menschen vom vorzeitigen Ableben eben keinen Gebrauch machen wollen, wie die Lebensversicherer das Sterben nennen, dann bleibt uns nur ein Kompromiss: gutes Altern. Möglichst ohne schwere Krankheiten, ohne verkalkte Arterien, ohne Ballast. Und da kommen wir wieder zu einem entscheidenden Faktor: dem Gewicht.

In der Tat sind viele Alterserkrankungen wie Arteriosklerose verknüpft mit ungünstigen Ergebnissen auf der Waage. Auch die Hälfte der Demenzerkrankungen geht beispielsweise auf erhöhten Blutdruck zurück, der wiederum durch Übergewicht getriggert wird. Gewicht, Gewicht, Gewicht. Kilos, Kilos, Kilos. Sie sollten reduziert werden.

Wie das gelingt, werde ich Ihnen zeigen. Den Jungbrunnen habe ich zwar auch noch nicht gefunden. Aber ich habe eine Idee, wie wir anders beginnen können. Sagen wir einfach, das Altern ist etwas Schönes, etwas Erstrebenswertes.

Die Abfahrt des Lebens

Ich habe einen 97-jährigen Patienten. Sein großes Ziel ist es, 100 Jahre alt zu werden. Ich unterstütze ihn nach Kräften. Der Mann hat ein sehr bewegtes Leben hinter sich, er saß als junger Mann im KZ, hat mindestens eine Krebserkrankung überlebt, er ist ein Kämpfer und wir haben in der Sprechstunde in der Regel zwei Themen. Erstens: wie er 100 Jahre alt wird. Und zweitens: seine Libido, Viagra und die vielen jungen Frauen. In ihm scheint noch ein junger Geist zu leben, sozusagen »ein Fortpflanzer«. Er ist der lebende Beweis, dass sich die »Abfahrt des Lebens« hinauszögern lässt. Sie lässt sich nicht verhindern, aber in einer alternden Gesellschaft wie in Deutschland sollten wir ohnehin das Thema Altern anders bewerten.

Denn Alter heißt auch Erfahrung, heißt Expertise, heißt Wissen. Ältere Menschen sind eine Bereicherung für eine Gesellschaft, eben keine Belastung. Und volkswirtschaftlich ist es ohnehin sinnvoll, über ein produktiveres Altern nachzudenken. Wenn die geburtenstarken Jahrgänge von 1959 bis 1969 aus dem Arbeitsleben ausscheiden, wird die Zahl der Erwerbstätigen hierzulande voraussichtlich deutlich zurückgehen. Nach Angaben des Instituts der deutschen Wirtschaft (IW) sinkt die Zahl der Beschäftigten ab 2025, während die Zahl der Ruheständler weiterwächst. Bis 2035 wird es laut IW rund fünf Millionen Menschen weniger im Erwerbsalter von 18 bis 67 Jahren geben. Die ökonomischen Folgen seien gravierend, der Wohlstand gefährdet, heißt es beim IW. Und dieser Umbruch beginnt eben nicht irgendwann, er beginnt jetzt. Im letzten Jahr, im Jahr 2022 sind über 300 000 Personen mehr in den Ruhestand gegangen, als in den Arbeitsmarkt eingetreten sind. Im Jahr 2029 beträgt die Lücke 670 000, summiert bis 2030 sind es dann eben fünf Millionen.

Werden wir 200 Jahre alt?

Hinzu kommt, dass der Ruhestand uns gar nicht so guttut, wie wir glauben. Das RWI-Leibniz-Institut für Wirtschaftsforschung hatte vor einiger Zeit untersucht, welchen Einfluss der Ruhestand auf die Gesundheit älterer Menschen in Deutschland hat. Und für Menschen aus körperlich anstrengenden Berufen war das Nicht-Arbeiten im Alter durchaus gesundheitsfördernd. Aber die Studie zeigte eben auch, dass sich der Ruhestand im Schnitt negativ auf die kognitiven Fähigkeiten im Alter auswirkt. Der normale kognitive Abbau, den Menschen etwa im Alter zwischen 60 und 70 Jahren erfahren, verdoppelt sich durch die Verrentung noch einmal. Das heißt: Um nicht zu altern, sollten wir etwas tun. Vor allem im Kopf. Dafür sollten wir gesund bleiben. Und die Kombination aus einer erfüllenden Arbeit und einem gesunden Lebensstil bedingt ein gutes Altern – und verlängert das Leben. Aber wie lange eigentlich? Was ist möglich? Werden wir bald 200 Jahre alt?

Die Grenze ist immer noch 120. Es gibt zwar immer wieder Meldungen von Menschen, die älter als 120 Jahre geworden sind, die zu den sogenannten Super-Hundertjährigen zählen. Im Jahr 1993 schaffte es die Französin Jeanne Calment als ältester lebender Mensch in das Guinnessbuch der Rekorde, ihr Geburtsdatum war der 21. Februar 1875. Bei ihr gab es zuverlässige Informationen, die das Datum bestätigten. Laut einem Bericht von CNN führte sie ihr langes Leben auf eine olivenölreiche Ernährung, Portwein und Sinn für Humor zurück. Sie starb 1997 im Alter von 122 Jahren und 164 Tagen.

Aber wesentlich länger kann das Leben nicht werden. Ein Forscherteam aus den USA, Russland und Großbritannien hat im Frühjahr 2021 eine Studie im Magazin *Nature Communications* veröffentlicht, die sich mit der menschlichen Lebensspanne auseinandersetzt. Sie suchten nach einer Antwort auf die Frage »Was ist das längste Leben, das ein Mensch leben könnte, wenn alles wirklich gut läuft?«. Sie stellten dazu Messungen zum »Tempo des Alterns« auf. Dazu beobachteten sie Veränderungen in der Anzahl der Blutkörperchen sowie der täglich zurückgelegten Schritte und analysierten die Werte nach Altersgruppen. Und es zeigte sich: Mit zunehmendem Alter gelang es dem Körper immer schlechter, die Blutkörperchen oder den Gang nach einer Störung wieder auf ein stabiles Niveau zu bringen.

Nicht länger, sondern gesünder leben

Sie wollten nun wissen, wann die Widerstandsfähigkeit des menschlichen Körpers vollständig schwindet und zum Tod führt – und kamen schließlich auf eine Lebensspanne von eben 120 bis 150 Jahren. Die Forscher fanden zudem heraus, dass der Körper mit zunehmendem Alter mehr Zeit braucht, um sich zu erholen – und vor allem wollten sie wissen, wann es mit der Alterung beginnt. »Wir beobachteten eine Wende im Alter von etwa 35 bis 40 Jahren, die ziemlich überraschend war«, sagte einer der beteiligten Forscher. Das sei oft eine Zeit, in der die Sportkarriere eines Athleten endet, ein Hinweis darauf, dass sich in diesem Alter wirklich etwas in der Physiologie ändert. Letztendlich kamen sie zu dem wenig überraschenden Schluss, dass der Fokus nicht darauf liegen sollte, länger zu leben, sondern darauf, länger gesund zu leben. Die Frage ist: Können wir das Leben verlängern, ohne den Anteil der Zeit zu verlängern, in der Menschen gebrechlich sind?

Ich sage: ja.

Und ich sage auch: Wir haben es in der Hand.

Die Abfahrt des Lebens abbremsen

Wer Anfang 60 ist, einen Body-Mass-Index von über 30, Bluthochdruck, Plaques in den Herzkranzgefäßen und zehn Kilo Übergewicht hat, der kann durchaus entscheiden, wie alt sie oder er werden will. Die rasche Abfahrt des Lebens muss keiner zwangsläufig nehmen. Fragt man Menschen, wie alt sie werden möchten, sagen viele Menschen erstaunlicherweise, dass sie nicht ewig leben möchten. Auch die Frage, ob sie vielleicht 100 Jahre alt werden wollen, wird oftmals verneint. Warum ist das so?

Nach genauerem Nachfragen stellt sich heraus, dass den meisten Menschen an dieser Stelle klar wird, dass die letzten Lebensjahre oft mit einem langen Siechtum verbunden sind. Tatsächlich ist es so, dass statistisch die Lebensqualität der multimorbiden Menschen ab einem höheren Lebensalter signifikant abnimmt. Verständlicherweise möchten möglichst viele Menschen eine hohe Lebensqualität beibehalten und nicht ein hohes Lebensalter mit geringer Lebensqualität eintauschen. Wie wäre es, wenn beide Aspekte miteinander zu vereinen wären? Wichtig wird es sein, die wesentlichen Faktoren zu identifizieren, die unsere Alterungsprozesse beschleunigen. An dieser Stelle ist die Wissenschaft große Stücke weitergekommen. Es gibt klar identifizierte Faktoren, die den biologischen Prozess des Alterns vorantreiben.

Seit dem 19. Jahrhundert hat sich die statistische Lebenserwartung von Männern und Frauen signifikant verändert. Im Vergleich zu den 1870er-Jahren hat sich aktuell die Lebenserwartung mehr als verdoppelt. In der Zeit von 1870 bis 1950 hat sich die durchschnittliche Lebenserwartung für Männer und Frauen um rund 30 Jahre erhöht. In der zweiten Hälfte des 20. Jahrhunderts bis hin zu den Anfängen des 21. Jahrhunderts hat sich die Lebenserwartung weiter erhöht. Nach aktuellen Hochrechnungen wird die Lebenserwartung für im Jahr 2060 geborene Frauen bei knapp 90 Jahren und für Männer bei 85 Jahren liegen. Wie weit mag sich wohl die Grenze weiter nach oben verschieben? Gibt es eine biologische Grenze?

Es gibt viele Beispiele aus der Biologie mit Lebewesen, die deutlich länger als wir Menschen leben können. Unter diesen langlebigen Lebewesen befinden sich unter anderem auch Säugetiere. Von den Grönlandwalen ist bekannt, dass sie als Säugetiere ein Lebensalter von bis zu 200 Jahren erreichen können. Mittlerweile ist es gelungen, das komplette Genom dieser Säugetiere zu entschlüsseln. Das Geheimnis der Langlebigkeit liegt in der genetischen Determination hinsichtlich der Reparaturfähigkeit bei der Entstehung von Krebszellen. Jeden Tag entstehen in unserem Körper Krebszellen. Schätzungsweise entstehen bis zu 50 000 Krebszellen in unserem Körper. Unser äußerst leistungsfähiges Immunsystem ist jedoch in der Lage, diese Reparaturprozesse spielend zu übernehmen. Von diesen Prozessen kriegen wir nichts mit. Im Hintergrund läuft die Maschinerie einwandfrei. Ab dem 50. Lebensjahr scheint die Kurve aber zu kippen. Dann beginnen die schweren Jahre.

Der Thymus als Entwicklungshelfer

Die Funktionsweise des Thymus fängt ab diesem Lebensalter an, Schwächen aufzuzeigen. Der Thymus befindet sich direkt hinter dem Brustbein. Er ist bei Säuglingen relativ groß und wächst bis zur Pubertät. Im Erwachsenenalter beginnt er langsam zu schrumpfen und wird durch Fett ersetzt. Bei älteren Erwachsenen wiegt das

Organ manchmal nur noch wenige Gramm. Obwohl der Thymus ein wenig bekanntes Organ im Körper ist, erfüllt er einige sehr wichtige Aufgaben. Er ist Teil des lymphatischen Systems, zusammen mit den Mandeln und der Milz, und er ist auch Teil des endokrinen Systems. Der Thymus produziert Vorläuferzellen, die zu T-Zellen – vom Thymus stammende Zellen – heranreifen. Der Körper verwendet T-Zellen, um infizierte oder krebsartige Zellen zu zerstören. Die vom Thymus gebildeten T-Zellen helfen auch anderen Organen des Immunsystems, sich adäquat zu entwickeln.

Zellen durchlaufen einen natürlichen Lebenszyklus, der Wachstum, Reife und Tod umfasst. Dieser natürliche Lebenszyklus wird durch eine Reihe von Faktoren reguliert, und die Störung des Zyklus ist an vielen Krankheitszuständen beteiligt. Zum Beispiel sterben Krebszellen am Ende ihres Lebenszyklus nicht so ab wie normale Zellen. Der Zelltod kann somit programmiert oder aber unprogrammiert ablaufen. Die Ursachen der Alterung sind neben DNA-Schäden die Verkürzung der Telomere, Schäden im Epigenom, Stoffwechselveränderungen der Mitochondrien, Anreicherung gealterter Zellen (Seneszenz) und entzündungsfördernde Mediatoren.

Multimorbide Weltbevölkerung

Die Weltbevölkerung altert und ein wichtiger Teil dieser demografischen Verschiebung ist die Entwicklung chronischer Krankheiten. Kurz gesagt: Eine Person, die nicht an akuten Krankheiten wie beispielsweise Infektionskrankheiten (Stichwort: Covid-19) stirbt und mit chronischen Krankheiten überlebt, hat eine höhere Wahrscheinlichkeit, weitere chronische Krankheiten zu entwickeln. Wenn Menschen älter werden, neigen sie dazu, mehrere chronische Krankheiten zu entwickeln, man spricht dann von Multimorbidität.

Ab dem 60. Lebensjahr haben zwei Drittel der erwachsenen Bevölkerung in westlichen Industrienationen mit zwei bis drei chronischen Erkrankungen zu tun. Patienten mit Multimorbidität machen bis zu 80 Prozent der Konsultationen in den Arztpraxen aus. Naturgemäß ist dies bei geriatrischen Praxen noch viel stärker ausgeprägt. Die chronischen Erkrankungen interagieren miteinander und können sich gegenseitig negativ beeinflussen. Die Multimorbidität erfordert eine komplexe Behandlungsstrategie. Oftmals sind mehrere Medikamente gleichzeitig erforderlich. Als passendes Beispiel sei an dieser Stelle das metabolische Syndrom mit Bluthochdruck, Adipositas sowie Diabetes mellitus genannt.

Plan für ein langes Leben – auf einen Blick

- Reduktion der Kalorienzufuhr
- Körpergewichtsreduktion
- Stärkung der Muskulatur
- Verlängerung der Telomere
- Einnahme von Medikamenten, unter anderem Metformin
- Einnahme von GLP-1-Analoga (Liraglutid/Semaglutid)
- CSE-Hemmer
- Überwachung und gegebenenfalls Anpassung des Hormonstatus: Testosteronstoffwechsel beim Mann
- Überwachung und gegebenenfalls Anpassung des Hormonstatus: Wechseljahre der Frau
- Therapie von Bluthochdruck
- Therapie und medikamentöse Einstellung eines vorhandenen Diabetes mellitus

Metformin: Ein Mittel für ein längeres Leben

Länger leben ist, wie gesagt, ein medizinisches Thema, so alt wie die Medizin. Immer wieder werden Medikamente getestet, die gleichermaßen wirksam sein könnten, sowohl bei Übergewicht als auch im Hinblick auf Langlebigkeit. In jüngerer Zeit haben Forscher die potenziellen Auswirkungen des Diabetesmedikaments Metformin auf die Langlebigkeit untersucht. Mehrere Studien haben gezeigt, dass Metformin die Lebensdauer von verschiedenen Organismen wie Mäusen, Fliegen und Würmern verlängern kann. Eine Studie an Mäusen ergab beispielsweise, dass Metformin ihre durchschnittliche Lebensdauer verlängerte und das Risiko für altersbedingte Krankheiten reduzierte. Andere Studien an Fliegen und Würmern zeigten ähnliche Ergebnisse.

Obwohl diese Ergebnisse vielversprechend sind, sind weitere Forschungen erforderlich, um festzustellen, ob Metformin tatsächlich die menschliche Lebensdauer verlängern kann. Eine klinische Studie namens TAME (Targeting Aging with Metformin) untersucht derzeit die Auswirkungen von Metformin auf die Langlebigkeit bei älteren Erwachsenen. Die Ergebnisse dieser Studie werden voraussichtlich in den kommenden Jahren veröffentlicht. Insgesamt sind die Auswirkungen von Metformin auf die Langlebigkeit vielversprechend, aber weitere Forschungen sind entscheidend, um seine Wirkungen und möglichen Risiken besser zu verstehen. Es bleibt jedoch ein wichtiger Bestandteil der Behandlung von Diabetes und anderen Erkrankungen.

Lang leben, statt Malaria zu bekämpfen

Die Entdeckung und Entwicklung von Metformin als Arzneimittel zur Behandlung von Diabetes war das Ergebnis jahrzehntelanger Forschung und Entdeckungen von anderen Medikamenten und Wirkstoffen. Metformin gehört zur Gruppe der Biguanide und wirkt durch die Senkung der Glukoseproduktion in der Leber und durch eine erhöhte Glukoseaufnahme in den Muskeln.

Die Ursprünge von Metformin reichen zurück in die 1920er-Jahre, als eine Gruppe von französischen Wissenschaftlern versuchte, ein neues Anti-Malaria-Mittel zu entwickeln. Sie synthetisierten eine Verbindung namens Synthalin A, die sich jedoch als unwirksam gegen Malaria erwies. Die Wissenschaftler setzten jedoch ihre Forschung an Synthalin A fort und entdeckten, dass es eine blutzuckersenkende Wirkung hatte.

In den 1950er-Jahren wurde Metformin erstmals zur Behandlung von Diabetes in Europa eingesetzt. Es wurde jedoch erst in den 1990er-Jahren in den USA zugelassen, nachdem umfassende klinische Studien seine Wirksamkeit und Sicherheit belegt hatten. Die erste Form von Metformin, die in den USA zugelassen wurde, war Glucophage. Metformin hat sich als wirksam bei der Behandlung von Typ-2-Diabetes erwiesen und wird auch zur Behandlung des polyzystischen Ovarialsyndroms und anderer Erkrankungen eingesetzt. Es hat jedoch auch potenzielle Risiken und Nebenwirkungen, einschließlich gastrointestinaler Beschwerden, Vitamin-B_{12}-Mangel und einem erhöhten Risiko für Laktatazidose. Insgesamt ist Metformin jedoch gut verträglich. Die meisten Patienten gewöhnen sich nach einigen Wochen daran.

Trotz Risiken und Nebenwirkungen bleibt Metformin ein wichtiger Bestandteil der Behandlung von Diabetes. In jüngerer Zeit haben Forscher auch die potenziellen Vorteile von Metformin in anderen Bereichen untersucht, einschließlich Krebsprävention und Behandlung der Alzheimerkrankheit. Insgesamt hat die Entdeckung und Entwicklung von Metformin einen wichtigen Platz in der Medizingeschichte eingenommen. Es hat dazu beigetragen, das Verständnis von Diabetes und dessen Behandlung zu verbessern, und wird auch weiterhin erforscht, um seine Wirksamkeit und Anwendung zu verbessern.

Rapamycin – ein Mittel gegen das Altern?

Die Osterinseln sind berühmt für die rätselhaften riesigen Steinstatuen. Die Steinköpfe wurden vor Jahrhunderten erbaut und spiegeln die Geschichte des dramatischen Aufstiegs und Niedergangs der Kultur der Inseln wider. Doch nicht nur steingewordene Kulturen zeichnen diese, sondern auch sehr lebendige Kulturen, die im besten Fall zu einem längeren Leben führen. In den 1970er-Jahren entdeckte eine Gruppe von Wissenschaftlern der Firma Wyeth-Ayerst Laboratories, die eine Expedition auf der Osterinsel unternommen hatten, den Wirkstoff Rapamycin. Sie sammelten dort Proben von Boden und Pflanzen und analysierten diese auf potenzielle medizinische Wirkstoffe. Einer der isolierten Wirkstoffe war ein Pilz namens Streptomyces hygroscopicus, aus dem das Molekül Rapamycin extrahiert wurde. Die Forscher stellten fest, dass Rapamycin antimykotische Eigenschaften hatte und gegen Pilzinfektionen wirksam war. Einige Zeit später, in den 1990er-Jahren, wurde entdeckt, dass Rapamycin auch eine Wirkung auf den mTOR-Signalweg hat, der eine wichtige Rolle bei der Regulierung des Zellwachstums und des Stoffwechsels spielt. Das bedeutet: Rapamycin kann das Wachstum von Tumoren und Geweben verlangsamen und Entzündungen reduzieren. Ursprünglich wurde Rapamycin zur Verhinderung der Abstoßung von Organtransplantaten entwickelt. Nun zeigte sich, dass es das Potenzial hat, die Langlebigkeit zu erhöhen, indem es bestimmte biologische Mechanismen beeinflusst.

In Studien mit verschiedenen Organismen wie Mäusen, Fliegen und Würmern hat Rapamycin gezeigt, dass es die Lebensdauer verlängern kann. Eine Studie an Mäusen ergab beispielsweise, dass eine niedrige Dosis von Rapamycin ihre durchschnittliche Lebensdauer verlängerte und ihre Gesundheit im Alter verbesserte. Obwohl diese Ergebnisse vielversprechend sind, ist Rapamycin bisher kein zugelassenes Anti-Aging-Medikament und hat auch potenzielle Risiken und Nebenwirkungen. Insgesamt sind weitere Forschungen erforderlich, um das Potenzial von Rapamycin als Anti-Aging-Medikament besser zu verstehen. Wissenschaftler untersuchen derzeit auch andere Substanzen, die den mTOR-Signalweg beeinflussen, um das Potenzial von Anti-Aging-Therapien weiter zu erforschen.

Es gibt eine Reihe von Faktoren, die über die Gesundheit und über ein gesundes Alter entscheiden. Entscheidend ist, sich dabei die wesentlichen Faktoren der biologischen Zellalterung vor Augen zu führen. Hierbei handelt es sich im Wesentlichen um Oxidation, Inflammation sowie Glykosylierung. Dem LDL-Cholesterin kommt beispielsweise eine besondere Rolle zu. Ohne Cholesterin könnten wir nicht leben. Eine Zellbildung, ein gesundes Wachstum und die Hormonbildung wären nicht möglich. Dieses ist evolutionär von enormer Bedeutung gewesen. In jungen Jahren hat es eine entscheidende, lebensbestimmende Bedeutung für uns, im höheren Lebensalter kann es zu Herzinfarkt und Schlaganfall führen.

Was im Alter plötzlich ein Nachteil sein kann

Es sei noch mal darauf hingewiesen, dass es keinen evolutionären Selektionsdruck für das Älterwerden gibt. Es gibt wohl nur einen starken Selektionsdruck für das Futterfinden und Fortpflanzen. Die Biologen nennen es daher eine Pleiotropie. Anders gesagt: Etwas, was in jungen Jahren von Vorteil war, kann sich im höheren Lebensalter zu einem Nachteil entwickeln.

Im Wesentlichen kann sich über die Jahre Cholesterin an der Innenschicht der Arterien ablagern. Diese nennen wir Endothel. Das Endothel stellt eine besondere Schutzschicht für die Arterien dar. Kommen weitere Risikofaktoren wie Bluthochdruck und Diabetes mellitus hinzu, wird die Innenschicht der Arterien über Gebühr strapaziert und sie wird durchlässig. Die Innenschicht kann man sich vorstellen wie einen Maschendrahtzaun. Zwischen innerer und mittlerer Schicht lagert sich das Cholesterin ab, dieses wird im Wesentlichen über oxidative Prozesse vollzogen. Im weiteren Verlauf kommt es zu einer Inflammation. Schließlich versucht der Körper, sich zu wehren und abgelagertes Cholesterin wieder abzubauen. In der Regel gelingt es nicht und es entsteht eine typische Plaquebildung an dieser Stelle.

Verstopfung der Arterien

Das nennen wir Arteriosklerose. Die Arteriosklerose stellt nach wie vor eine der hauptkardiovaskulären Risikofaktoren für Herzinfarkt und Schlaganfall dar. Ist das Gehirn betroffen, nennen wir es Schlaganfall, trifft es das Herz, sprechen wir von einem Herzinfarkt. Der Mechanismus ist im Wesentlichen der gleiche. Entweder kommt es durch eine zunehmende Verstopfung der Arterien zu einer Durchblutungsstörung oder zu einem Riss der Plaques mit einer entsprechenden Blutung. In diesem Fall stürzen sich die Blutplättchen auf die frische Blutung und stoppen diese. Schneiden wir uns an der Hand, ist das ein gewünschter Effekt. Im Gefäßsystem wird jedoch eine Katastrophe produziert. Innerhalb von Sekunden ist das Gefäß komplett verschlossen. Was man dagegen tun kann? Was alle sagen: Vorsorge.

Vorsorge ist die beste Medizin. Das ist eine Binsenweisheit – doch sie muss immer und immer wiederholt werden. Wir als Kardiologen behandeln Patienten mit kardiovaskulären Risikofaktoren und einer Gefäßerkrankung mit ASS und Cholesterinblockern. Darüber hinaus werden alle anderen wichtigen kardiovaskulären Risikofaktoren ebenfalls kontrolliert. Das Körpergewicht stellt, wie wir hier gesehen haben, ebenfalls einen besonderen Stellenwert dar. Es gibt mittlerweile sehr effektive Therapiemöglichkeiten, um den Blutdruck in den Normbereich zu senken, aber auch je nach Indikation die Cholesterinwerte entsprechend zu senken.

Das Gewicht, das Gewicht, das Gewicht!

Die Körpergewichtsregulation nimmt bisher einen besonderen Stellenwert auf der Suche nach einem langen, gesunden Leben ein. Viele Studien belegen, dass es vielen Menschen gelingt, das Körpergewicht zu reduzieren. Hierbei spielt es keine Rolle, mit welcher Methode mindestens zehn Prozent des Körpergewichts abgenommen werden konnten, sei es beispielsweise durch eine Ernährungsumstellung oder sportliche Betätigung. Typischerweise werden mehrere dieser Faktoren sinnvoll kombiniert. Dennoch zeigen diese Studien ebenfalls eindeutig, dass es über die Jahre – hierbei handelt es sich um einen Beobachtungszeitraum von bis zu sieben Jahren – nicht ausreichend möglich war, das reduzierte Körpergewicht zu halten. Es kam zu dem allseits bekannten Jo-Jo-Effekt.

Wir konnten sehen, wie wichtig es ist, die Innenschicht der Arterien zu schützen. Diese entscheidet am Ende des Tages über Herzinfarkt und Schlaganfall. Ein wesentlicher Faktor stellt hierbei beim Mann, wie bereits erwähnt, das Testosteron dar. Testosteron ist essenziell zum Schutz der Innenschicht der Arterien erforderlich. Bei Übergewicht, Bewegungsmangel und viszeralem Bauchfett wird typischerweise der Testosteronspiegel reduziert. Somit fehlen dem älter werdenden übergewichtigen Mann gegebenenfalls die wichtigen schützenden Hormone für die Innenschicht der Arterien. Eine Körpergewichtsreduktion kann zu einer signifikanten Verbesserung des Testosteronstoffwechsels führen.

Männer profitieren von einer Testosterongabe

Wir messen regelmäßig den Testosteronwert bei unseren Patienten. Sollte dieser reduziert sein, substituieren wir in Zusammenarbeit mit den Urologen Testosteron wieder auf ein normales Niveau. Eine Kontrolle durch einen Urologen ist entscheidend, da die Prostata durch die Gabe von Testosteron einen Wachstumsreiz bekommen kann. Auch eine Blutbildkontrolle ist regelmäßig erforderlich. Diese wird typischerweise dann internistisch durchgeführt. Es kann zu einem Anstieg des Hämatokritwerts kommen. Der Anteil an Hämatokrit bestimmt die Dicke des Blutes. In der Regel profitieren Männer enorm von der Testosteronsubstitution. Diese Behandlung ist nicht mit der Testosteronsubstitution eines Bodybuilders zu verwechseln. Typischerweise reichen 1000 Milligramm Testosteron alle zwölf Wochen aus, um wieder das Niveau eines 25-Jährigen zu erreichen. Bodybuilder nehmen bis zu 500 Milligramm pro Woche, um die Größenordnung in das richtige Licht zu rücken.

Der Stoff, der aus Jungs Männer macht

Ich kenne noch keinen Mann, der freiwillig auf die Testosteronsubstitution wieder verzichtet hat. Schließlich handelt es sich hierbei, wie bereits beschrieben, um das Hormon, das aus Jungs Männer macht. Es hat insgesamt einen günstigen Einfluss auf das Bauchfett, das typischerweise reduziert wird, und die Libido beim Mann kann durch die Gabe des Hormons gesteigert werden. Insgesamt steigen die Leistungsfähigkeit und die Lebensqualität enorm. Sollten Potenzprobleme eine Rolle gespielt haben, so gehören diese nicht selten dann der Vergangenheit an.

Wir haben nun einiges über Oxidation, Inflammation und den Schutz der Innenschicht der Arterien gehört. Hierbei spielen Testosteron und Cholesterin eine besondere Rolle. Kommen wir auf den hier zweitgenannten wichtigen Punkt zu sprechen: das Cholesterin.

Cholesterinstoffwechsel

Ein viel diskutiertes Thema ist Cholesterin und der Cholesterinstoffwechsel. Um etwas Klarheit zu schaffen, habe ich die wichtigsten Punkte zusammengefasst: Der Cholesterinstoffwechsel bezieht sich auf die Verarbeitung und Regulierung von Cholesterin im Körper. Cholesterin ist eine fettähnliche Substanz, die in allen Zellen des

Körpers vorkommt und für die Bildung von Zellmembranen und Hormonen wichtig ist. Es kann jedoch auch zu Gesundheitsproblemen führen, wenn es in zu großen Mengen im Körper vorhanden ist. Der Cholesterinstoffwechsel beginnt in der Leber, wo Cholesterin produziert wird. Die Leber kann auch Cholesterin aus anderen Quellen wie der Nahrung aufnehmen. Das produzierte oder aufgenommene Cholesterin wird dann durch die Leber in die Lipoproteine High-Density-Lipoprotein (HDL) und Low-Density-Lipoprotein (LDL) transportiert.

HDL wird oft als »gutes« Cholesterin bezeichnet, weil es überschüssiges Cholesterin aus dem Körper entfernt und zur Leber zurücktransportiert, wo es abgebaut und ausgeschieden wird. LDL hingegen wird oft als »schlechtes« Cholesterin bezeichnet, weil es überschüssiges Cholesterin im Körper ablagert, was zu Ablagerungen in den Arterien führen kann und das Risiko von Herzerkrankungen und Schlaganfällen erhöht. Die Regulation des Cholesterinstoffwechsels wird durch verschiedene Mechanismen im Körper gesteuert. Einer der wichtigsten Regulatoren ist das Enzym HMG-CoA-Reduktase, das für die Produktion von Cholesterin in der Leber verantwortlich ist. Dieses Enzym wird durch Statine gehemmt, eine Klasse von Medikamenten, die zur Senkung des Cholesterinspiegels eingesetzt werden.

Ein weiterer Regulator des Cholesterinstoffwechsels ist das Protein PCSK9. PCSK9 bindet an den LDL-Rezeptor auf der Oberfläche von Leberzellen und verhindert, dass der LDL-Rezeptor Cholesterin aus dem Blut aufnimmt. Medikamente, die PCSK9 hemmen, können daher helfen, den LDL-Cholesterinspiegel im Blut zu senken.

Die Ernährung spielt ebenfalls eine wichtige Rolle im Cholesterinstoffwechsel. Lebensmittel, die reich an gesättigten und sogenannten Transfetten sind, können den LDL-Cholesterinspiegel erhöhen, während ballaststoffreiche Lebensmittel wie Vollkornprodukte und Obst und Gemüse den LDL-Cholesterinspiegel senken können.

Eine gesunde Ernährung und regelmäßige körperliche Aktivität können daher dazu beitragen, den Cholesterinstoffwechsel im Körper zu regulieren und das Risiko von Herzerkrankungen und Schlaganfällen zu reduzieren.

Insgesamt ist der Cholesterinstoffwechsel ein komplexer Prozess, der von vielen Faktoren beeinflusst wird, einschließlich der Genetik, der Ernährung und der körperlichen Aktivität. Eine gesunde Lebensweise und gegebenenfalls medizinische Behandlung können dazu beitragen, den Cholesterinstoffwechsel zu regulieren und das Risiko von Gesundheitsproblemen zu minimieren. Mindestens 85 Prozent des im Blut gemessenen LDL-Cholesterinwertes gehen jedoch auf das Konto der Genetik. Insgesamt ist somit der Einfluss der Ernährung auf den LDL-Cholesterinwert im Blut in der Vergangenheit eher überschätzt worden.

Sicher ist: Hohe Cholesterinwerte können das Risiko von Herzinfarkt und Schlaganfall erhöhen. LDL-Cholesterin, eben das »schlechte« Cholesterin, kann sich in den Wänden der Arterien ablagern und Plaques bilden. Wenn sich diese Plaques ablösen oder reißen, können sie Blutgerinnsel verursachen, die den Blutfluss in den Arterien blockieren und einen Herzinfarkt oder Schlaganfall herbeiführen.

Unter dem Stichwort »Verstopfung der Arterien« haben wir schon festgehalten: Überall, wo es blutet, wird das Gerinnungssystem aktiviert und innerhalb weniger Minuten steht die Blutung. Schneiden wir uns im Alltag an der Hand, ist das sicher ein erwünschter Effekt. Die Blutgerinnung führt dazu, dass die Blutung aufhört. Im Gefäßsystem entsteht jedoch eine Katastrophe. Sie erinnern sich? Ist der Kopf betroffen, so nennen wir es Schlaganfall, sind die Herzkranzgefäße in Mitleidenschaft gezogen worden, so nennen wir es einen Herzinfarkt. Der Mechanismus ist exakt der gleiche.

Ein erhöhter Cholesterinspiegel allein ist jedoch nicht der einzige Risikofaktor für Herzinfarkt und Schlaganfall. Andere Faktoren, die das Risiko erhöhen können, sind Rauchen, Bluthochdruck, Diabetes, Übergewicht, Inaktivität und eine familiäre Vorbelastung für Herzerkrankungen.

Es gibt mehrere Klassen von Medikamenten, die zur Senkung des Cholesterinspiegels eingesetzt werden können:

1. **Statine** sind eine häufig verwendete Klasse von Medikamenten, die das Enzym HMG-CoA-Reduktase hemmen, das für die Produktion von Cholesterin in der Leber verantwortlich ist. Statine senken den LDL-Cholesterinspiegel im Blut und können das Risiko von Herzerkrankungen und Schlaganfällen reduzieren. Beispiele für Statine sind Atorvastatin, Simvastatin und Rosuvastatin.

2. **Ezetimib** ist ein Medikament, das die Absorption von Cholesterin im Darm blockiert und den LDL-Cholesterinspiegel senkt. Es wird häufig in Kombination mit Statinen eingesetzt, um den Cholesterinspiegel weiter zu senken.

3. **PCSK9-Inhibitoren** sind eine relativ neue Klasse von Medikamenten, die zur Senkung des LDL-Cholesterinspiegels eingesetzt werden. Diese Medikamente hemmen das Protein PCSK9, das den Abbau von LDL-Cholesterinrezeptoren in der Leber hemmt. Durch die Hemmung von PCSK9 können mehr LDL-Cholesterinrezeptoren auf der Oberfläche von Leberzellen exprimiert werden, wodurch mehr LDL-Cholesterin aus dem Blut aufgenommen und abgebaut wird.

4. **Gallensäurebindende Harze** binden an Gallensäuren im Darm und verhindern, dass sie wieder in den Blutkreislauf aufgenommen werden. Dies fördert die Produktion neuer Gallensäuren in der Leber, was zur Senkung des Cholesterinspiegels beiträgt.

5. **Fibrat-Medikamente** können zur Senkung des Triglyzeridspiegels im Blut eingesetzt werden, die in hohen Konzentrationen das Risiko von Herzerkrankungen erhöhen können. Fibrat-Medikamente wirken auch auf den LDL-Cholesterinspiegel und können das HDL-Cholesterin erhöhen. Ein Beispiel für ein Fibrat-Medikament ist Fenofibrat.

6. **Bempedoinsäure** wird einmal täglich eingenommen und hemmt in der Leber ebenfalls die Cholesterinsynthese. Das Medikament wird quasi in einer Vorstufe dem Körper zur Verfügung gestellt und der Körper macht daraus eine aktive pharmakologisch wirksame Substanz.

7. **Leqvio** ist ein Medikament, das zur Senkung des Cholesterinspiegels im Blut eingesetzt wird. Der Wirkstoff in Leqvio ist Inclisiran, ein sogenanntes RNA-Interferenz-Medikament. Inclisiran zielt auf das Protein PCSK9 ab, das für den Abbau von LDL-Cholesterinrezeptoren in der Leber verantwortlich ist. Inclisiran wird in Form von Injektionen verabreicht und funktioniert durch die Bindung an die RNA, die für die Produktion von PCSK9 verantwortlich ist. Durch die Hemmung der PCSK9-Produktion in der Leber können mehr LDL-Cholesterinrezeptoren auf der Oberfläche von Leberzellen exprimiert werden, wodurch mehr LDL-Cholesterin aus dem Blut aufgenommen und abgebaut wird. Dies führt zu einer Senkung des LDL-Cholesterinspiegels im Blut, was das Risiko von Herz-Kreislauf-Erkrankungen wie Herzinfarkt und Schlaganfall senken kann. Studien haben gezeigt, dass Inclisiran den LDL-Cholesterinspiegel um etwa 50 bis 60 Prozent senken kann, was eine signifikante Senkung des Risikos von Herzerkrankungen und Schlaganfällen bedeutet. Leqvio wird für Patienten mit hohem Cholesterinspiegel eingesetzt, die ihre Cholesterinwerte nicht ausreichend mit Diät und Bewegung kontrollieren können oder bei denen andere Cholesterinsenker nicht ausreichend wirksam sind.

Wenn Medikamente nicht ausreichen – das Blut von Cholesterin reinigen

Die Lipidapherese ist ein Verfahren zur Blutreinigung, das zur Behandlung von Patienten mit sehr hohen Cholesterinwerten eingesetzt wird, die nicht ausreichend auf andere Behandlungen ansprechen. Es ist ein invasives Verfahren, das normalerweise in einem Krankenhaus oder einer spezialisierten Praxis durchgeführt wird.

Während der Lipidapherese wird das Blut des Patienten durch eine Maschine geleitet, die das Blut von überschüssigem Cholesterin und anderen Lipiden reinigt. Das Verfahren ähnelt der Dialyse, die zur Behandlung von Nierenproblemen eingesetzt wird. Es gibt mehrere Arten der Lipidapherese wie zum Beispiel die extrakorporale Immunadsorption (Direct Hemoperfusion, DHP) und die extrakorporale Lipidfiltration (DLF).

V.
DICKE BUDDHAS UND STRESSIGE EXCEL-TABELLEN

Warum unser Gewicht ein Problem ist – aber nicht die Ursache

Vor einiger Zeit gab es eine bemerkenswerte Nachricht aus Thailand. Es hieß, die Mönche im Land würden immer dicker. Thailands Mönche seien enorm übergewichtig, meldete die *Süddeutsche Zeitung*, jeder vierte der rund 250 000 Geistlichen habe mit Gewichtsproblemen und Fettleibigkeit zu kämpfen sowie deren Folgen. Sie litten an Diabetes, Bluthochdruck, überhöhten Cholesterinwerten, Nierenkomplikationen und an kaputten Kniegelenken. Die Arbeit an der Erleuchtung geht offenbar auf die Hüften. Statt Nirwana droht den Mönchen Adipositas.

Als Grund wurde mangelnde Disziplin genannt. Die thailändischen Mönche leben in der Regel von dem, was ihnen die Mitmenschen schenken. Sie gehen von Haus zu Haus, und die Gläubigen spenden, um ihr Karma aufzubessern. Wer Mönchen etwas zum Essen gibt, hofft auf zukünftiges Glück und ein gesundes Leben. Das mag beim Schenkenden eintreten – doch bei den Mönchen spannt schon heute die Kutte. Denn die Gläubigen geben statt gesunder Rohkost viel Ungesundes, also fettes Fleisch, zuckerhaltige Fertig-

Snacks aus dem Supermarkt, vor allem aber auch gesüßte Getränke und Energydrinks. Die Anzahl der Kalorien scheint bereits jetzt für mehrere Wiedergeburten im Namen Buddhas zu reichen, zumal den Mönchen mangelnde Bewegung zusätzlich zu schaffen macht. Fußball dürfen sie nicht spielen, und für Yoga und Gymnastik können sie sich wohl auch nicht mehr so richtig begeistern. Thailändische Gesundheitsexperten raten nun zu mehr Bewegung. Ein Rat lautet, sie sollten öfter das Kloster fegen, das könne sich positiv auf die Gesundheit auswirken. Außerdem sollen nun Ernährungsseminare, bessere Aufklärung und medizinische Untersuchungen helfen, die Gesundheitsrisiken auf dem Weg zur buddhistischen Erleuchtung in den Griff zu bekommen.

Ein Zeichen von Weisheit und Güte

Gerade in der thailändischen Auslegung des Buddhismus ist Buddha ein schlanker und asketischer Mann – im Gegensatz zum glatzköpfigen, grinsenden und vor allem dicklichen Buddha chinesischer Herkunft. Denn Fettleibigkeit war in China und anderen Ländern Asiens früher ein Zeichen für Weisheit und Güte. Der Buddha gilt als besonders weise und gütig. Um dies auch im Bild zu zeigen, wurde er vermutlich oft dicker dargestellt, als er wirklich war. Und Thailands Mönche scheinen sich nun dem chinesischen Ideal zu nähern. Doch nicht nur sie.

Gewichtsprobleme entwickeln sich zu einer globalen Herausforderung. »So dick war die Menschheit noch nie«, titelte unlängst die *ZEIT*. Allerorten nehmen die Menschen zu. Und dieses globale Völlegefühl hat Folgen: Übergewicht und Adipositas sind Mitursachen für viele Beschwerden und können die Entwicklung chronischer Krankheiten begünstigen: Herz-Kreislauf-Erkrankungen, Fettstoffwechselstörungen oder Diabetes sowie Gefäßverkalkungen, die wiederum Herzinfarkte, Schlaganfälle oder auch Krebs verursachen können.

Nicht alle Adipösen werden diagnostiziert oder erhalten eine Gewichtsberatung

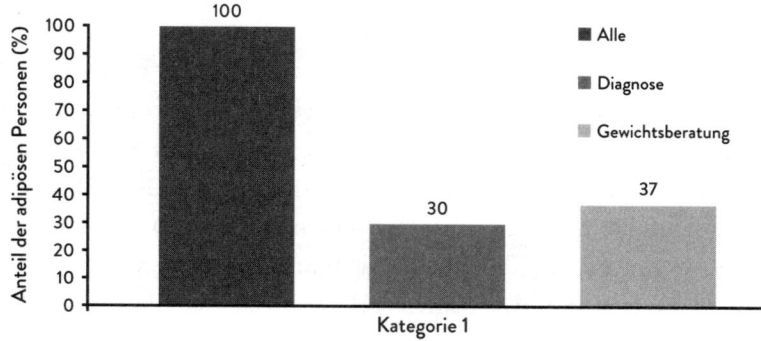

Die Zahlen beziehen sich auf Personen in den Vereinigten Staaten. Die Fehlerbalken geben ein KI (Konfidenzintervall) bzw. CI (engl.) von 95 Prozent an. Von allen Personen mit Adipositas hatten nur 30 Prozent (95 Prozent CI, 26–34 Prozent) der Untersuchten, die laut BMI adipös waren, eine Adipositas-Diagnose von einem Arzt. Zusätzlich erfolgte in 37 Prozent (95 Prozent CI, 32–41 Prozent) dieser Fälle eine Gewichtsberatung.
Quelle: Ma et al., Obesity (Silver Spring) 2009; 17: S. 1077–1085

Die Tatsache, dass nicht alle adipösen Menschen diagnostiziert werden und eine angemessene Therapie erhalten, kann auf eine Reihe von Faktoren zurückgeführt werden. Ein wichtiger Faktor ist die begrenzte Sensibilität von Gesundheitsdienstleistern und medizinischen Fachkräften bei der Identifizierung von Adipositas. Oft wird das Problem erst dann erkannt, wenn es bereits fortgeschritten ist und schwere gesundheitliche Probleme verursacht hat.

Ein weiterer Faktor ist die Stigmatisierung von Adipositas in der Gesellschaft. Menschen mit Adipositas werden oft diskriminiert und stigmatisiert, was dazu führt, dass sie sich weniger wahrscheinlich an medizinische Fachkräfte wenden und sich weniger bereit fühlen, über ihr Gewichtsproblem zu sprechen.

Es gibt auch eine Reihe von strukturellen Hindernissen, die den Zugang zu angemessenen Therapien für Adipositas erschweren. Dazu gehören begrenzte Ressourcen im Gesundheitswesen, unzureichende Versicherungsdeckung für Adipositasbehandlungen und eine ungleiche Verteilung von Gesundheitsressourcen in verschiedenen Gemeinden und Regionen.

Insgesamt kann die unzureichende Diagnose und Behandlung von Adipositas dazu führen, dass Menschen mit dieser Erkrankung ein erhöhtes Risiko für schwere gesundheitliche Probleme wie Diabetes, Herzerkrankungen, Schlaganfälle und bestimmte Krebsarten haben. Es ist daher wichtig, dass die Gesellschaft, die Gesundheitsdienstleister und die Regierung zusammenarbeiten, um die Hindernisse für eine angemessene Diagnose und Behandlung von Adipositas zu beseitigen und sicherzustellen, dass alle Menschen, die von dieser Erkrankung betroffen sind, die Unterstützung erhalten, die sie benötigen, um ihre Gesundheit zu verbessern.

Es gibt keine eindeutigen Zahlen dazu, wie viele adipöse Menschen diagnostiziert und wie viele eine angemessene Therapie angeboten bekommen. Die Diagnose von Adipositas ist wie deren Behandlung komplex und hängt von einer Vielzahl von Faktoren ab, wie zum Beispiel dem Alter, dem Geschlecht, der ethnischen Zugehörigkeit und dem sozioökonomischen Status der betroffenen Person.

Einige Studien haben jedoch darauf hingewiesen, dass viele adipöse Menschen nicht diagnostiziert werden und daher keine Behandlung erhalten. Eine große Studie aus dem Jahr 2018, die in den USA durchgeführt wurde, ergab zum Beispiel, dass nur etwa die Hälfte der adipösen Erwachsenen von ihren Ärzten diagnostiziert wurde.

Es gibt auch Hinweise darauf, dass adipöse Menschen, die eine Diagnose erhalten haben, nicht unbedingt eine angemessene Behandlung erhalten. Eine Studie aus dem Jahr 2016, die in Großbritannien durchgeführt wurde, ergab zum Beispiel, dass nur etwa ein Prozent der adipösen Menschen, die von ihrem Arzt diagnostiziert wurden, eine spezialisierte Adipositasbehandlung erhielten.

Geschichte der Adipositas

Dicksein war nicht das größte Problem in der Steinzeit. Da die Neandertaler ein aus heutiger Sicht eher ungemütliches Leben lebten und sie hart arbeiten mussten, um Nahrung zu beschaffen – stundenlange Jagd, Beeren sammeln im Wald et cetera –, konnten sie sich nur selten zurücklehnen, Netflix schauen und sich ein Bäuchlein wachsen lassen. Ganz im Gegenteil: Meist fehlte es an Essen und sie waren aus Selbsterhaltungsgründen darauf bedacht, Fettreserven zu speichern, um Hungerperioden zu überstehen. Oder anders gesagt: Der Antrieb unserer Urahnen bestand darin, möglichst dick zu werden. Und diese evolutionäre Mitgift tragen wir immer noch mit uns herum.

Im alten Ägypten war es ebenfalls üblich, fette Lebensmittel wie Rinderfleisch und Gänseleber zu konsumieren, um sich die Figur zu verbessern – auf den veganen TikTok-Accounts würden sie heute durchdrehen. Aber damals war es ein Zeichen von Reichtum und Status, einen möglichst üppigen Körper zu haben. Der Bauch signalisierte Wohlstand, Fettröllchen waren so etwas wie ein Statussymbol. Doch leider hatten die alten Ägypter schon damals mit den Schattenseiten zu kämpfen. Das hohe Maß an Fett in ihrer Nahrung führte nicht nur zur vermeintlich bewundernswerten Fettleibigkeit, sondern eben auch zu massiven Gesundheitsproblemen. Da befand sich der Ägypter dann im Zwiespalt: Einerseits rühmte er sich damit, immer mehr als genug zu essen zu haben, auf der anderen Seite keuchte er übergewichtig die Pyramide entlang.

Auch im Mittelalter wurde Fettleibigkeit meist als Zeichen von Wohlstand und Gesundheit angesehen. Und da erkennen wir bereits ein Muster: Wenn der Mensch anderen zeigen will, wie gut es ihm geht, wie reich er ist, haut er beim Essen rein beziehungsweise stopft sich so richtig voll. Hunger kennen nur arme Menschen. Aber die Wahrheit war, dass die Menschen schon im Mittelalter häufig an Krankheiten starben, die mit Übergewicht und Fettleibigkeit zusammenhingen. Und da nutzte ihnen der Reichtum wenig – und es gab damals eben auch keine YouTube-Videos mit veganen Kochtipps.

Erst viel später, im 19. Jahrhundert, dämmerte es der Menschheit, den eigenen Körper nicht als etwas zu betrachten, das möglichst vollgestopft werden muss. In dieser Zeit kamen langsam Diäten in Mode. Es war die Zeit, in der man begann, sich bewusst zu werden, dass Übergewicht gesundheitliche Probleme verursachen konnte. Man nennt es heute noch Aufklärung. Aber die Diäten dieser Zeit waren oft fragwürdig und nicht unbedingt gesund. Ein beliebter Abnehmtipp zur damaligen Zeit war beispielsweise, einfach mehr zu rauchen, um den Appetit zu unterdrücken. Aber das war natürlich keine nachhaltige oder gesunde Lösung.

Im 20. Jahrhundert nahm die Adipositas dann epidemische Ausmaße an. Dafür sind viele Faktoren verantwortlich. Zum einen fiel die Jagd nach essbarer Beute weg, stattdessen bauten Fast-Food-Ketten Tausende von Drive-Thru-Anlagen, die die Jagd nach Beute stark vereinfachten. Parallel dazu wurde das Leben einfacher, die Arbeit weniger körperlich fordernd und bei immer mehr Menschen wurde eine sitzende Lebensweise Realität. Man verbrachte viel Zeit sitzend im Büro, sitzend in der Kantine, sitzend vor dem Fernseher, und weniger Zeit mit Sport, mit körperlichen Aktivitäten.

Heute haben wir eine bessere Vorstellung davon, wie man ein gesundes Gewicht erreichen und halten kann. Es geht um eine ausgewogene Ernährung, regelmäßige körperliche Aktivität und ein gesundes Selbstbild. Aber die Versuchungen sind immer noch da und es kann schwierig sein, Versuchungen zu widerstehen. Wenn Sie jemals das Bedürfnis haben, sich eine Riesenpizza zu gönnen oder den ganzen Tag im Bett zu bleiben, denken Sie daran, dass Sie nicht allein sind. Die Geschichte der Adipositas hat gezeigt, dass es schon immer eine Herausforderung war. Nur dass Fettleibigkeit heute nicht mehr zwangsläufig mit Reichtum und Wohlstand in Verbindung gebracht wird.

Dicksein als Krankheit

Weltweit ist Adipositas auf dem Vormarsch, es gibt inzwischen mehr Übergewichtige als Unterernährte auf dem Erdball. Auch in Deutschland sind, wie bereits erwähnt, zwei Drittel der Männer und mehr als die Hälfte der Frauen übergewichtig. Ein Viertel der Erwachsenen hierzulande ist sogar fettleibig. Das Gewicht lässt sich oft nicht mehr kontrollieren, was auch daran liegt, dass die Anzahl industriell gefertigter und hochkalorischer Lebensmittel stark ansteigt: Pizza, Burger, Schokoriegel, Kekse und Limonaden – alles ist immer und überall zu haben, macht nicht wirklich satt, treibt dafür aber den Blutzuckerspiegel in die Höhe. Und zu viel Zucker und Weißmehl schaden dem Stoffwechsel, lassen die Leber verfetten, und das wiederum bedingt Diabetes und weitere chronische Folgeerkrankungen bis hin zu Krebs.

Vor zwei Jahren hat der Bundestag in Deutschland beschlossen, Adipositas als Erkrankung anzuerkennen. Diese Entscheidung wurde von vielen Gesundheitsexperten begrüßt, da Adipositas eines der größten Gesundheitsprobleme in Deutschland darstellt. Die Anerkennung als Erkrankung hat Auswirkungen auf die medizinische Behandlung, aber auch auf die Wahrnehmung von Adipositas in der Gesellschaft.

Adipositas ist eine chronische Erkrankung. Wie schon gesagt, ist sie ein wichtiger Risikofaktor für viele andere Erkrankungen, wie zum Beispiel Diabetes, Herz-Kreislauf-Erkrankungen und Krebs. Die Zahl der Menschen mit Adipositas hat in den letzten Jahrzehnten weltweit dramatisch zugenommen und stellt heute eine der größten Herausforderungen für das Gesundheitswesen dar.

Die Anerkennung von Adipositas als eigenständige Erkrankung

Im Jahr 2000 hat die Weltgesundheitsorganisation (WHO) die Adipositas als eigene Erkrankung klassifiziert. Es sind mittlerweile mehr als 20 Jahre vergangen. Erst im Jahr 2020 hat der Deutsche Bundestag im Rahmen für die Verabschiedung der nationalen Diabetesstrategie die Adipositas als eigenständige Erkrankung anerkannt. Dies ist definitiv ein Meilenstein in der Behandlung der Adipositas. Dennoch leitet sich hieraus für die Betroffenen noch kein rechtsgültiger Anspruch auf Therapie der Adipositas ab. Somit ist an dieser Stelle noch eine weitere medizinpolitische Aufklärungsarbeit erforderlich. Im Sozialgesetzbuch gibt es den sogenannten Lifestyle-Paragrafen. Leistungen zur Behandlung von Impotenz, also Therapie mit Viagra und Ähnliches, Nikotinentwöhnung und Adipositastherapie, sei es medikamentös oder chirurgisch, sind hiervon betroffen.

Die Adipositas wird, wie bereits erwähnt, laut WHO ab einem BMI von mehr als 30 definiert. Es wird als eine Ernährungs- und Stoffwechselkrankheit mit starkem Übergewicht und positiver Energiebilanz definiert. Adipositas ist eine sichtbare Krankheit – gekennzeichnet durch eine Vermehrung des Körperfetts, das mit krankhafter Auswirkung einhergeht. Und es scheint sich zu einer Volkskrankheit auszuweiten. Nach Angaben des *Deutschen Ärzteblatts* sind in Deutschland rund 13 Millionen Erwachsene an Adipositas erkrankt. Das geht aus Daten des Robert Koch-Instituts (RKI) hervor. Die Prävalenz einer Adipositas, also der Indikator für eine wahrscheinliche Erkrankung, für Männer und Frauen über 18 Jahre in Deutschland liegt bei 19 Prozent.

Kategorie	BMI	Risiko für Begleiterkrankungen des Übergewichts
Untergewicht	< 18,5	niedrig
Normalgewicht	18,5 - 24,9	durchschnittlich
Übergewicht	≥ 25	
Präadipositas	25 - 29,9	gering erhöht
Adipositas Grad I	30 - 34,9	erhöht
Adipositas Grad II	35 - 39,9	hoch
Adipositas Grad III	≥ 40	sehr hoch

Gewichtsklassifikation bei Erwachsenen anhand des BMI (nach WHO, 2000)
Kategorie BMI-Risiko für Begleiterkrankungen von Übergewicht

Die Anerkennung von Adipositas als Erkrankung hat Auswirkungen auf die medizinische Versorgung. Ärzte können jetzt Adipositas als Diagnose stellen und entsprechende Therapien und Behandlungen anbieten, um die Gesundheit der betroffenen Patienten zu verbessern. Dies kann die Qualität der Versorgung verbessern und dazu beitragen, dass Menschen mit Adipositas die Unterstützung erhalten, die sie benötigen.

Darüber hinaus kann die Anerkennung von Adipositas als Erkrankung dazu beitragen, die Wahrnehmung von Adipositas in der Gesellschaft zu verändern. Adipositas wird oft als Folge von mangelnder Selbstdisziplin und Willenskraft betrachtet, was zu Stigmatisierung und Diskriminierung führen kann. Die Anerkennung als Erkrankung kann dazu beitragen, die Vorurteile gegenüber adipösen Menschen zu verringern und das Bewusstsein für die komplexen Ursachen und Auswirkungen dieser Erkrankung zu schärfen.

Eine Anerkennung von Adipositas als Erkrankung allein reicht jedoch nicht aus, um das Problem zu lösen. Es bedarf weiterer Anstrengungen in der Prävention, Forschung und Versorgung, um das Problem dieser chronischen Erkrankung wirksam anzugehen. Es ist wesentlich, die Ursachen von Übergewicht beziehungsweise Adipositas zu verstehen und Maßnahmen zu ergreifen, um die Umwelt- und Verhaltensfaktoren zu verändern, die dazu beitragen. Doch die Einstufung als Erkrankung ist ein wichtiger Schritt zur Verbesserung der Gesundheitsversorgung von Menschen mit Adipositas und zur Veränderung der Wahrnehmung von Adipositas in der Gesellschaft. Es ist jedoch entscheidend, weitere Maßnahmen zu ergreifen, um die gesellschaftliche Herausforderung rund um Adipositas effektiv anzugehen. Die Anzahl der Erkrankten variiert dabei von Land zu Land und Region zu Region, sie variiert je nach Gesundheitssystem, Kultur und sozialen Faktoren.

Adipositas bringt jedenfalls ein erhöhtes Mortalitätsrisiko mit sich. Mit einem Body-Mass-Index von über 30 steigt die Gesamtmortalität. Oder anders ausgedrückt: Mit steigendem Body-Mass-Index sinkt die Lebenserwartung:

Bereits ab einem Body-Mass-Index über 27 steigt die Gesamtmortalität ebenso wie bei einem Body-Mass-Index, der unter 19 liegt. Denn wenn der BMI niedriger als 23 ist, kann dies auf Unterernährung oder andere gesundheitliche Probleme hinweisen. Ein niedriger BMI kann das Immunsystem schwächen und das Risiko von Infektionen erhöhen.

Eine erhöhte Gesamtmortalität ist also eine der ernsthaften Folgen von Adipositas. Die Mortalitätsrate erhöht sich dabei aufgrund verschiedener Krankheiten, die mit Adipositas verbunden sind. Einige der häufigsten Todesursachen bei Adipositas sind:

• Herzerkrankungen: Adipositas erhöht das Risiko von Herz-Kreislauf-Erkrankungen wie koronare Herzkrankheit, Schlaganfall und Herzinfarkt.

• Diabetes: Adipositas ist ein wichtiger Risikofaktor für Typ-2-Diabetes, der zu schwerwiegenden Komplikationen wie Nierenerkrankungen, Erblindung und Amputationen führen kann.

- Krebs: Adipositas erhöht das Risiko von verschiedenen Krebs-arten wie Brust-, Darm-, Gebärmutter-, Nieren-, Speiseröhren-und Bauchspeicheldrüsenkrebs.

- Atemwegserkrankungen: Adipositas kann zu Atemwegserkran-kungen wie Schlafapnoe und Asthma führen.

- Lebererkrankungen: Adipositas kann zu Lebererkrankungen wie Fettleber und Leberfibrose führen.

Darüber hinaus kann Adipositas auch das Risiko von Infektionen, Arthritis, Unfruchtbarkeit, Depressionen und anderen psychischen Erkrankungen erhöhen. Genaueres zu Adipositas als Krankheit fin-den Sie im Abschnitt »Dicksein als Krankheit«.

Der Body-Mass-Index ist jedoch nicht der einzige Parameter für die Gesundheit einer Person. Andere Faktoren wie Muskelmasse, Kör-perfettverteilung, Alter und Geschlecht können ebenfalls eine Rolle spielen. Es ist auch möglich, dass Menschen mit einem höheren Body-Mass-Index gesund sind, wenn sie regelmäßig Sport treiben, sich gesund ernähren und keine anderen Gesundheitsprobleme haben.

Insgesamt ist ein Body-Mass-Index von 23 bis 25 ein guter Indi-kator für eine gesunde Körperzusammensetzung und ein geringeres Risiko für Gesundheitsprobleme und eine erhöhte Gesamtmortali-tät. Forschungsergebnisse zeigen jedenfalls, dass die niedrigste Ge-samtmortalität bei einem BMI von 23 bis 25 liegt. Das bedeutet, dass Menschen mit diesem BMI ein geringeres Risiko haben, vor-zeitig zu sterben, im Vergleich zu Menschen mit einem niedrigeren oder höheren BMI.

Bei einem normalen Body-Mass-Index besteht eine 80-prozen-tige Wahrscheinlichkeit, 70 Jahre alt zu werden. Liegt der Body-Mass-Index jedoch in einer Range von 35 bis 40, liegt die Wahr-scheinlichkeit nur noch bei 60 Prozent, 70 Jahre alt zu werden. Liegt der Body-Mass-Index zwischen 40 und 50 – entsprechend Adiposi-tas Grad III –, ist die Wahrscheinlichkeit auf circa 50 Prozent redu-ziert, 70 Jahre alt zu werden.

Adipositas bringt ein erhöhtes Mortalitätsrisiko mit sich

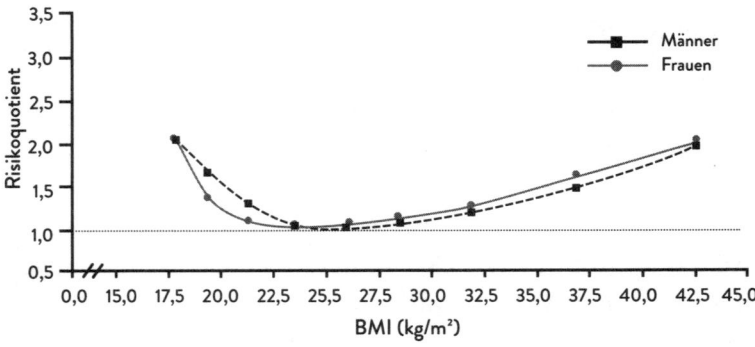

Zahlen aus 19 prospektiven Studien, die 1,46 Millionen weiße Erwachsene im Alter von 19 bis 84 Jahren umfassen.
Quelle: Berrington de Gonzales et al. The New England Journal of Medicine 2010; 363: S. 2211–2219

Mit steigendem BMI sinkt die Lebenserwartung

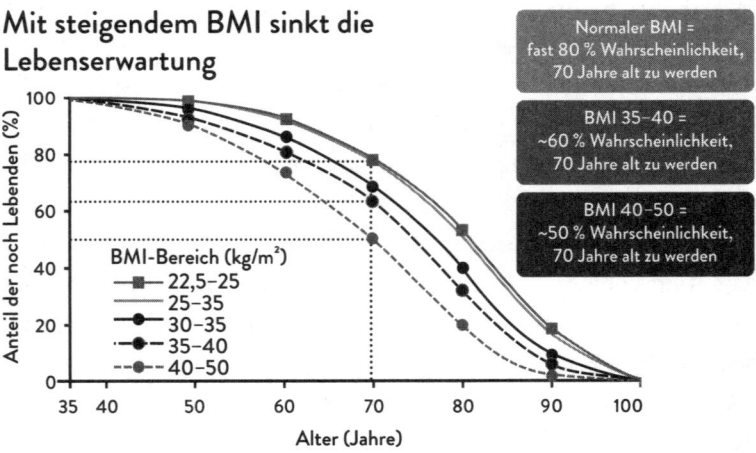

Zahlen zu männlichen Personen; n = 541,452
Quelle: Prospective Studies Collaboration. The Lancet 2009; 373: S. 1083–1096

Körpergewicht senken für ein besseres Leben

Gewichtsabnahme kann die mit Adipositas verbundene Co-Morbidität verringern. Eine Gewichtsreduktion von fünf bis zehn Prozent kann das Risiko für Typ-2-Diabetes, Herz-Kreislauf-Erkrankungen und bestimmte Krebsarten wie Brust- und Darmkrebs reduzieren. Diese Reduktion kann auch dazu beitragen, den Blutdruck und den Cholesterinspiegel zu senken und die Insulinsensitivität zu verbessern.

Eine Gewichtsreduktion reduziert oft auch körperliche Beschwerden wie Gelenkschmerzen, Atemnot und Müdigkeit, was zu einer verbesserten Mobilität und einem allgemein besseren Wohlbefinden führt. Darüber hinaus kann die psychische Gesundheit von Menschen mit Adipositas durch eine Gewichtsreduktion verbessert werden, da sie oft Diskriminierung und Stigmatisierung erleben. Eine Gewichtsreduktion kann außerdem dazu beitragen, das Selbstwertgefühl und das Selbstbewusstsein zu stärken.

Es ist jedoch wichtig zu betonen, dass eine fünf- bis zehnprozentige Gewichtsreduktion nicht als Heilung für Adipositas betrachtet

Das Risiko für bestimmte Krebsarten steigt mit dem BMI

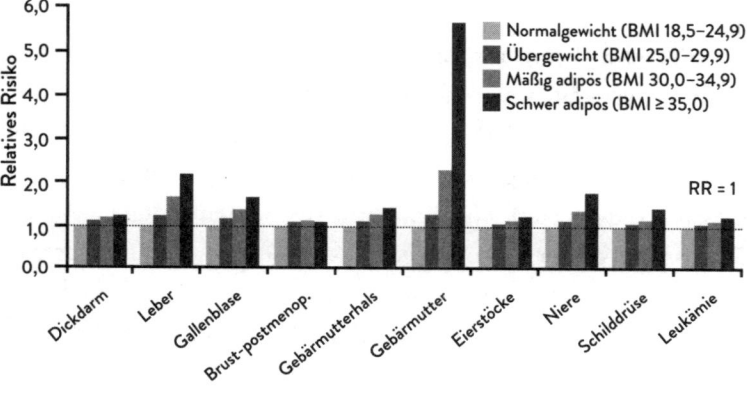

Quelle: Supplement Appendixto: Bhaskaran et al. The Lancet 2014; 384 (9945): S. 755–765

werden sollte. Um eine nachhaltige Gewichtsabnahme zu erreichen, sollte eine Kombination aus einer gesunden Ernährung und regelmäßiger körperlicher Aktivität angestrebt werden. Eine langfristige Gewichtsreduktion kann dazu beitragen, die positiven Auswirkungen auf die Gesundheit zu maximieren und das Risiko für gesundheitliche Probleme zu minimieren.

Gewichtsabnahme kann die mit Adipositas verbundene Co-Morbidität verringern

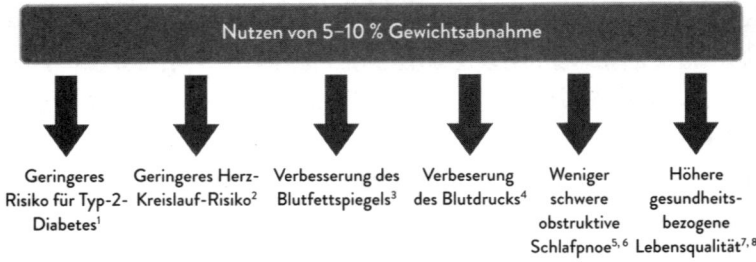

Nutzen von 5–10 % Gewichtsabnahme

Geringeres Risiko für Typ-2-Diabetes[1]	Geringeres Herz-Kreislauf-Risiko[2]	Verbesserung des Blutfettspiegels[3]	Verbeserung des Blutdrucks[4]	Weniger schwere obstruktive Schlafpnoe[5,6]	Höhere gesundheitsbezogene Lebensqualität[7,8]

Quelle: 1. Knowler et al. The New England Journal of Medicine 2002; 346: S. 393–403; 2. Li et al. The Lancet Diabetes & Endocrinology 2014; 2: S. 474–480; 3. Dottilo et al. The American Journal of Clinical Nutrition 1992; 56: S. 320–328; 4. Wing et al. Diabetes Care 2011; 34: S. 1481–1466; 5. Foster et al. Archives of Internal Medicine 2009; 169: S. 1619–1626; 6. Kuna et al. Sleep 2013; 36: S. 641–649; 7. Warkentin et al. Obesity Reviews 2014; 15: S. 16–182; 8. Wright et al. Journal of Health Psychology 2013; 18: S. 574–586

Wir sind eine Gefahr für uns selbst. Wir arbeiten zu viel, essen zu viel und missachten alarmierende Signale unseres Körpers. Zwei Drittel der Männer (67 Prozent) und die Hälfte der Frauen (53 Prozent) in Deutschland gelten als übergewichtig. Ein Viertel der Männer gilt sogar als stark übergewichtig. In anderen Industrieländern sieht es nicht besser aus. Dass die Kilos uns nicht guttun, wissen wir, zumindest die meisten. Wir sind wirklich gut informiert – und dennoch lassen wir uns gehen. Statt etwas zu ändern, sitzen wir es im wahrsten Sinne des Wortes aus, und das quer durch alle Alters- und Bevölkerungsgruppen. Und das hat nur bedingt etwas mit der

Covid-19-Pandemie zu tun. Dick waren wir schon vor dem Virus. Und gelitten haben wir auch. Das erlebe ich täglich in meiner Sprechstunde.

Von Hafer, Ananas und Esspausen

Die Menschen verzweifeln an ihrem Gewicht. Sie setzen sich selbst unter Druck. Sie schämen sich für ihren Bauch, ihre Hüften. Und klar, sie gefährden sich. Viele haben schon zahlreiche Diäten durchgeführt, haben eine Vielzahl an Ratgebern gelesen, kennen die gängigsten Ernährungsberater aus Funk, Fernsehen und Instagram und deren Tipps. Es gibt welche, die schwören auf Hafer: »Der macht schlank, satt, gesund und schön, ist einfach zuzubereiten, preiswert und regional. Besser geht's eigentlich nicht.« Je nach Ausgangsgewicht könne man bis zu drei Kilo in drei Tagen abnehmen. Eine Haferkur bedeutet: Sie essen nur Hafer, haben die Wahl zwischen groben oder feinen Haferflocken.

Ein Klassiker ist die Ananasdiät. Bei solchen Diäten wird ausschließlich ein einziges Lebensmittel verzehrt, in diesem Fall Ananas. Bei der Ananasdiät. werden sämtliche Mahlzeiten durch Ananasfrüchte oder Ananassaft ersetzt, am Tag sollte man nicht mehr als 1100 Kalorien zu sich nehmen, das entspricht ungefähr zwei großen Ananasfrüchten – und das bis zu sieben Tage. Eine gängige Diätregel ist auch die 4-4-10-Stundenformel, da geht es darum, längere Esspausen einzuhalten. Damit der Körper in Ruhe Fett abbauen kann, sollte man idealerweise tagsüber mindestens vier Stunden zwischen den Mahlzeiten und nachts mindestens zehn Stunden Esspausen einhalten – und so weiter.

Große Mengen Apfelessig, Low Carb, Trennkost oder Seife?

Die britische Medizinhistorikerin Louise Foxcroft hat ein faszinierendes Buch geschrieben: *Calories & Corsets*. In diesem Buch listet sie auf, wie mit Diäten dicke Menschen seit Jahrhunderten geschröpft wurden, wie schon vor 200 Jahren zwielichtige Experten dicke Geschäfte mit der Schlankheit witterten – und dass Übergewichtige bereit waren, nahezu alles auszuprobieren, was versprach, schlank zu machen. Der englische Dichter Lord Byron (1788–1824) zum Beispiel habe, so Foxcroft, ständig versucht, an Gewicht zu verlieren. Irgendwann kam er auf Essig, machte eine »Essigdiät« und trank große Mengen Apfelessig, um seinen Hunger zu unterdrücken. Bis heute – auch in zahlreichen TikTok-Videos – wird der Apfelessig als Appetitzügler gepriesen.

Im 19. Jahrhundert veröffentlichte der Engländer William Banting eine angebliche Wunderdiät, mit der er selbst 23 Kilo abgenommen hatte. Bantings Diät bestand im kompletten Verzicht auf Kohlenhydrate. Damit war er ein Vorreiter. Mehr als 100 Jahre später kam der US-Kardiologe Robert Atkins auf dieselbe Idee und propagierte die nicht wirklich neue Low-Carb-Idee und bezeichnete es als »Diätrevolution«. Es war simpel: Iss keine Kohlenhydrate und du wirst schlank. Das funktioniert gut beziehungsweise es funktioniert so lange gut, bis man wieder anfängt, Kohlenhydrate zu essen – was fast alle Low-Carb-Fans früher oder später tun.

Anfang des 20. Jahrhunderts entwickelte dann der Arzt William Hay die sogenannte Trennkost. Er behauptete, der menschliche Körper könne Kohlenhydrate und Eiweiße nicht gleichzeitig verdauen und deshalb würden beide zusammen dick machen. Das ist zwar längst widerlegt, dennoch ernähren sich noch heute genügend Menschen nach der Trennkost – und sortieren aus, was angeblich nicht zusammenpasst.

Ein weiteres Highlight in dem wirklich sehr unterhaltsamen Buch von Louise Foxcroft ist die »Abnehmseife La Parle«. Sie kam in den 1930er-Jahren verbunden mit dem Versprechen, man könne mit ihr »ohne Diät oder Sport« abnehmen – es genüge das Einseifen. Schlank durch Seife!

Mit Stromstößen gegen die Kilos

Anfang des 20. Jahrhunderts ging man in Frankreich noch einen Schritt weiter und wendete bei Übergewichtigen die sogenannte »passive Ergotherapie« an. Man glaubte, Elektrizität helfe beim Abnehmen. Und so jagte man 100 Stromstöße pro Minute durch die Abnehmwilligen, die auf speziellen Liegestühlen zuckten und zitterten. Auch das klingt nicht nach einer wirklich nachhaltigen Methode.

Zu Beginn des 20. Jahrhunderts gab es in den USA einen Abnehmsalon. Seine Kunden gaben sich der Illusion hin, durch zwei große Rollen quasi schlank gewalzt zu werden. Das muss wie in einer Waschstraße gewesen sein.

Und nachdem das alles nicht gewirkt hatte, gab es in 1950er-Jahren amerikanische Masseure, die ihren übergewichtigen Klientinnen versprachen, dass deren »Fett aus den Poren gequetscht werde, wie Kartoffelbrei aus der Kartoffelpresse«.

Essen aus der Steinzeit, Weight Watchers und Slim-Fast

Und statt dass die Menschen aus den vielen vergeblichen Versuchen abzunehmen gelernt hätten – trat das Gegenteil ein: Es wurden immer neue Methoden erdacht. Heute gibt es kein Halten mehr, die Diäten sind vielfältig, bunt und versprechen den Verlust von Kilos. Es gibt Green Tea Fat Burner, es gibt Infrarot-Anzüge, mit denen in Sonnenstudios die Pfunde schmelzen sollen, man kann seine Mahlzeiten durch Proteinshakes ersetzen, Kohlsuppendiät machen.

Sehr erfolgreich waren und sind die Weight Watchers. Es ist das heute noch weltweit bekannteste Abnehmprogramm. Das Essen wird dabei anhand eines Punktesystems gezählt, wobei täglich eine bestimmte Punktzahl erlaubt ist. Die Mitglieder besuchen regelmäßige Treffen, bei denen sie sich über Erfolge und Misserfolge austauschen und sich beim öffentlichen Wiegen gegenseitig emotional unterstützen.

Slim-Fast wurde ab 1977 zum Trend, man sollte morgens und mittags Shakes trinken und abends ordentlich essen. Es gab dann noch die Beverly-Hills-Diät, die Steinzeit-Diät, bei der man sich nur von Lebensmitteln ernähren durfte, die während des Paläolithikums zur Verfügung standen. Es vergeht kein Jahr, in dem nicht eine neue Idee aufkommt, wie sich das Gewicht reduzieren lässt. Immer wieder taucht ein neuer »Ernährungsberater«, ein neuer »Diätkoch« auf, der vorgibt, einen entscheidenden Durchbruch geschaffen zu haben: Abnehmen mit Kaffee, mit einem neuen Sportgerät, mit einer neuen Psychologie. Doch die Tipps, die Pläne sind immer sehr idealisierend aufgebaut, die Ziele sind kaum erreichbar, schon gar nicht allein – was wiederum frustrierte Patientinnen und Patienten zurücklässt.

Chirurgische Methoden der Körpergewichtsreduktion

Dick sein gilt als Charakterschwäche. Das hat sich so in der öffentlichen Wahrnehmung durchgesetzt – leider. Aber das führt dazu, dass Menschen nicht offen über ihre Gewichtsprobleme sprechen, dass sie nur sehr verschämt den Kampf gegen das Übergewicht aufnehmen, vor allem wenn sie prominent sind und in der Öffentlichkeit stehen. Ende 2016 hat sich beispielsweise der damalige SPD-Chef und damalige Vizekanzler Sigmar Gabriel den Magen verkleinern lassen. Und es war eher dem Zufall geschuldet, dass die Nachricht durchsickerte. Offiziell hieß es: Die OP ist wegen seines Diabetes nötig. Inoffiziell war wohl eher sein Übergewicht der eigentliche Grund. Aber das ist schwer vermittelbar: Wer Diabetes hat, ist krank. Wer dick ist, ist ein Versager. Tatsächlich ist aber starkes Übergewicht oder eben Adipositas meist ein medizinisches Problem – und darüber sollte man offen sprechen. Auch und gerade wenn man sich zu einer Operation entscheidet, die oft das letzte Mittel im Kampf gegen das Dicksein ist.

Die Magenoperation zur Körpergewichtsreduktion ist eine chirurgische Option zur Behandlung von Adipositas, die bei Patienten eingesetzt wird, die einen Body-Mass-Index (BMI) von 40 oder höher haben oder bei denen ein BMI von 35 oder höher besteht, der mit gewichtsbezogenen Co-Morbiditäten, also weitere Erkrankungen oder auch Begleiterkrankungen, einhergeht. In der Regel können Magen-OPs helfen, hohe Mengen an Gewicht zu verlieren, indem sie den Magen und/oder den Darm verändern, um die Nahrungsaufnahme zu reduzieren sowie die Aufnahme von Nährstoffen anzupassen.

Die Magenoperation zur Körpergewichtsreduktion ist eine beeindruckende Option. Tatsächlich gleicht es einer »Renovierung« des Magens. Es werden, vereinfacht gesprochen, Magenwände so »umgebaut«, damit man weniger Nahrung aufnehmen kann. Was nicht so bekannt ist: Nicht jede Magen-OP ist gleich, es gibt verschiedene Arten von Magenoperationen zur Gewichtsreduktion. Was sie alle eint: Sie sind der Schrecken von Buffet-Restaurants und All-inclusive-Hotels.

Zum einen gibt es die Magenbypass-Operation. Sie gleicht einer Achterbahnfahrt, bei der der Magen den Weg direkt in den Dünndarm findet, um Nährstoffe schneller zu absorbieren. Es ist wie ein Expressservice für alle, die keine Zeit haben, ihre Mahlzeiten ordnungsgemäß zu kauen. Riskant ist nur, wenn man zu schnell isst. Das kann zu unangenehmen Symptomen wie Übelkeit, Erbrechen oder Durchfall führen. Ziel ist es, nach der OP geduldig und langsam zu essen.

Das Magenband ist wie eine Schlinge, die um den Magen gelegt wird, um ihn zu begrenzen. Es ist wie eine Art Bauchtrainer, der einem hilft,

Portionsgrößen zu kontrollieren. Aber es ist nicht nur ein Bauchtrainer, sondern auch ein Geheimagent, der Gewohnheiten und Essensvorlieben genau beobachtet. Wenn man versucht, sich von gesundem Essen fernzuhalten, wird das Band einen fest im Griff haben und daran erinnern, dass es Zeit ist, seine Gewohnheiten zu ändern.

Die Schlauchmagen-OP ist wie ein Re-Design des Magens, bei dem einige Wände umgestellt werden, um ihn zu verkleinern. Es ist wie eine Renovierung, die dem Magen ein neues, modernes Aussehen verleiht. Aber Achtung, die Größe des Magens mag zwar reduziert sein, aber die Vorliebe für Essen ist es nicht. Also ist es hier von großer Bedeutung, dem Magen ausreichend Zeit zu geben, sich an die neue Anatomie zu gewöhnen.

Was chirurgische Eingriffe betrifft, habe ich einige Erfahrung mit Patienten sammeln können. Es gibt eine ganze Reihe von Menschen, die – meist als letzte Maßnahme – die angeführten Operationen über sich haben ergehen lassen. Ich gehe davon aus, dass sich die Zahl der OPs in den kommenden Jahren verringern wird. Vor allem, weil im therapeutischen Spektrum die Abnehmspritze wie eben mit GLP-1-Analoga auf den Markt gekommen ist. Und auch, weil die Erfahrungen mit den Magen-OPs eher zwiespältig sind.

In unserer Klinik habe ich es oft erlebt, dass einige Patienten nach der Operation nicht selten 50 Kilogramm, teilweise noch mehr abgenommen haben. Der initiale Erfolg war großartig. Ihr »neuer« Magen hatte sozusagen erfolgreich das Kommando übernommen. Dennoch – und das ist ein durchaus übliches Phänomen – haben sie nach einiger Zeit wieder 20 bis 30 Kilogramm zugenommen. Sie sind dann sehr frustriert, weil die OP ein schwerer Einschnitt war und sie sich eigentlich Linderung versprochen hatten.

Aber warum erweist sich die OP oft nicht als probates Mittel? Nun, das hat mit dem Gehirn zu tun. Es mag sich nicht auf diesem Weg austricksen lassen. Es folgt dem biologischen Grundsatz, immer das höchste Gewicht, was es jemals hatte, wiederzuerlangen. Man erlebt das leider sehr häufig bei den Patienten, die eine OP hinter sich haben. In jüngster Zeit konnte ihnen aber auch mit dem Einsatz von GLP-1-Analoga sehr gut geholfen werden. Viele konnten mithilfe der Spritze tatsächlich die 20 bis 30 Kilogramm wieder abnehmen. Inzwischen ist es ein gängiges Konzept, Patienten nach einer Magenoperation auch mit GLP-1-Analoga zu begleiten. Diese Patientengruppe muss ohnehin regelmäßig in ärztlicher Betreuung bleiben. Vor allem weil durch die Neuregulierung der Nährstoffaufnahme leider auch die Vitaminversorgung und Versorgung des Körpers mit den Mineralstoffen erschwert sein kann. Regelmäßige Blutabnahmen und Visiten in der Arztpraxis sind somit unumgänglich.

Auch wenn es etwas kritisch klingt: Insgesamt profitieren Patienten enorm von dieser Operation. All diese Patienten, die sich für diesen im wahrsten Sinne des Wortes einschneidenden Eingriff entschieden haben, sind hinterher glücklich und zufrieden. Viele sind der Meinung, dass sie viel zu lange damit gewartet haben und es hätten auch schon viel früher angehen können. Man kann sich natürlich sehr gut vorstellen, dass es viel Überwindung kostet, sich solch einer lebensverändernden Operation zu öffnen. Mittlerweile gewinnt sie jedoch an Akzeptanz auch bei den Patienten. In der Schweiz ist es mittlerweile sogar so, dass Patienten mit einem BMI von 30 und nicht einstellbarem Diabetes mellitus sich am Magen operieren lassen können. Aber wie gesagt, man sollte dabei die neuen Spritzen wie eben Semaglutid und Co. auf dem Schirm haben. Die OP sollte das letzte Mittel bleiben. Bevor man zu dieser Operation rät, sollte der Patient natürlich die Chance gehabt haben, mit den Spritzen das Körpergewicht zu reduzieren. Bei der Patientengruppe mit einem BMI von über 30 haben diese Spritzen meiner Erfahrung nach sehr gute Erfolgsaussichten. Ab einem BMI von über 40 ist es allerdings schwieriger, da wird man wohl um eine Magen-OP nicht herumkommen.

Ab 50 kann alles zu spät sein

Der 50. Geburtstag ist tatsächlich die letzte Weggabelung, spätestens im fünften Lebensjahrzehnt entscheidet sich endgültig, wie wir altern. Und das schaut nicht gut aus, wenn wir zu viele Kilos mit uns herumschleppen. Dabei ist es möglich, selbst im hohen Alter Lebensqualität und Lebensfreude zu bewahren. Allerdings müssen wir dafür jetzt und heute etwas ändern, auch um besser und gesünder zu leben – und im besten Fall 120 Jahre alt zu werden.

Dabei geht es mir nicht darum, einfach mehr Jahre auf die Uhr zu bekommen. Denn was bringt uns zusätzliche Lebenszeit, wenn wir am Ende des Lebens unter einer Krankheit nach der anderen leiden? Oder wie es David A. Sinclair, der von mir verehrte Genetik-Professor von der Harvard Medical School, sagt:»Als Spezies leben wir heute viel länger als je zuvor. Aber nicht viel besser. Im Laufe der letzten 100 Jahre haben wir uns zusätzliche Jahre verschafft, aber kein zusätzliches Leben.« Die größte Leistung von Sinclair bestand darin, das Altern als Krankheit zu betrachten und es dementsprechend – wie andere Krankheiten auch – zu bekämpfen. Sinclair legt einen Schwerpunkt auf Gene und wie diese uns altern und anfällig für Krankheiten werden lassen, vor allem aber hat er in den vergangenen Jahren an Methoden geforscht, wie man Gene wieder aktivieren und den Organismus heilen und verjüngen kann. Denn einfach nur das Leben zu verlängern, kann nicht die Lösung sein.

Müssen wir wirklich altern?

Sinclair sagt ganz deutlich, dass es sich beim Altern um eine Krankheit handelt – und zwar um eine heilbare. Es gebe »kein biologisches Gesetz, das besagt, dass wir altern müssen«. Alle Effekte des Alterns seien, so Sinclair, möglicherweise auf einen einzigen epigenetischen

Mechanismus zurückzuführen, der aus der Frühzeit des zellulären Lebens stammt. Es sei ein Wechselspiel zweier Gene: eines, das in schlechten Zeiten die Fortpflanzung stoppt, um Energie zu sparen, und eines, das für ein Protein codiert, welches in guten Zeiten das erste Gen abschaltet. Allerdings verlässt dieses Protein immer dann seine angestammte Position, wenn Schäden zu reparieren sind. Dieser Mechanismus ist für das Überleben so bedeutsam, dass Wissenschaftler sein Wirkprinzip in Organismen von der Hefe bis zum Menschen nachgewiesen haben.

Im Sinne Sinclairs will ich Ihnen auch einen Weg zeigen, nicht einfach nur älter zu werden, sondern möglichst lange ein gutes und gesundes Leben zu führen. Auch ich habe beschlossen, mich dem Kampf gegen das Altern entschlossen zu widmen – und erkannt, dass wir es wie eine Krankheit behandeln müssen. Und dass zur Behandlung einer Krankheit eben auch der Einsatz von Medikamenten gehört. Bei psychischen Erkrankungen wie beispielsweise einer Depression setzen wir gegebenenfalls auf Antidepressiva und erzielen dabei sehr gute Erfolge. Was meist nicht hilft, sind Kräutertees oder gutes Zureden (»Das wird schon wieder!«). Genauso sehe ich das bei der Krankheit Altern: Wenn wir wirklich nachhaltige Erfolge im Kampf gegen die Krankheit Altern erzielen wollen, müssen wir unvoreingenommen alle Möglichkeiten prüfen. Und damit meine ich nicht Anti-Aging-Cremes, sondern effektvolle Methoden gegen ein zu hohes Körpergewicht und weitere Alterungsprozesse.

Und doch sind und bleiben wir selbst unser erbittertster Gegner. Man nennt es auch kognitive Dissonanz. Wir alle kennen dieses Phänomen. Wir sind bestens informiert, kennen das Phänomen gut und lassen uns trotzdem nicht davon abhalten, etwas Unvernünftiges oder Ungesundes zu tun. Hierbei handelt es sich definitiv nicht um eine Krankheit. Es ist ein psychologisches Phänomen, das bei jedem Menschen auftreten kann. Kognitive Dissonanz entspricht einem negativen Gefühlszustand, wenn wir erkennen, dass sich Wahrnehmungen (Kognitionen) nicht miteinander vereinbaren lassen oder sich gegenseitig sogar ausschließen. Wir sehen uns gerne als rationales und logisch handelndes Wesen – unsere Handlungen sind es jedoch nicht immer. Und das macht es manchmal unerträglich. Deshalb haben wir auch Strategien entwickelt, solch irrationales Handeln zu rechtfertigen.

»Schokolade tut so gut!«

Kognitive Dissonanz zeigt sich zum Beispiel auch, wenn wir nach den ersten Wochen eines neuen Jahres auf unsere Vorsätze schauen – weniger Essen, kein Alkohol, mehr Sport –, um dann zu erkennen: Es hat sich nicht so viel getan. Ich esse immer noch zu viel, Sport mache ich auch keinen mehr.

Das ist unangenehm, aber wir alle kennen auch den Weg aus diesem unangenehmen Zwiespalt – indem wir einfach die Lücke zwischen Anspruch und Wirklichkeit verringern. Das nennt man Dissonanzreduktion. Das bedeutet: Weil wir es nicht schaffen, ungesunde Gewohnheiten aufzugeben, suchen wir nach Informationen, die unser dissonantes Verhalten besser dastehen lassen: Joggen schadet den Gelenken, Schokolade ist gut für das Wohlbefinden – und schon geht es uns besser. Das gilt im Übrigen auch bei uns Ärzten.

Vor einiger Zeit war ein 74-Jähriger Mann in meiner Praxis, schwer herzkrank, ausgeprägtes Vorhofflimmern, er wirkte gestresst, wirkte in Eile. Ich untersuchte ihn, alles schien sehr beunruhigend, der Mann war krank. Der Mann brauchte Ruhe, er brauchte mehr als das. Wir dachten daran, ihn ins Krankenhaus einliefern zu lassen, und das wollte ich ihm schonend beibringen. Doch als die Schwester zu ihm ins Behandlungszimmer kam, um ihm zu sagen, dass ich gleich käme, war er gerade dabei, seine Sachen zusammenzupacken und sich anzuziehen. Offenbar wollte er wieder gehen. Ich kam hinzu, fragte ihn, wohin er denn wolle. Er sagte, er müsse »in seine Praxis, sich um seine Patienten kümmern«. Der Wahnsinn. Theoretisch hätte der Mann jederzeit sterben können, er bewegte sich auf einem schmalen Grat. Sehr wahrscheinlich hätte er nicht mehr arbeiten müssen, Geld war sicher genug da. Und dennoch zog es ihn wieder zur Arbeit.

Das sind die Momente, in denen ich denke:»Wir tun uns nicht gut. Wir haben ein ausgeprägtes Talent, uns zu schaden. Und wir arbeiten daran, auf dem Gebiet immer besser zu werden.« Es ist paradox. Wir stellen uns vor, lange zu leben, wir sehen uns als alte Menschen, die den Lebensabend genießen. Wir haben durchaus ein passendes Zielbild. Dennoch sabotieren wir uns selbst und tun alles, um unser Leben deutlich abzukürzen. Wir arbeiten zu viel, essen zu viel.

Wir wollen uns ein Polster zulegen

Es ist ein durchaus evolutionäres Problem. Wir ertragen keinen Nachteil. Wir ertragen den Gedanken nicht, dass andere vor uns zum Essen kommen. Die Geschichte der Menschheit ist eine Geschichte des Hungers und der Mangelernährung. Die Angst vor dem Hunger dominierte das Leben der Menschen. Erst seit 200 Jahren gibt es zumindest in Europa keine gravierenden Hungerprobleme mehr. Durch die Industrialisierung und Technisierung der Lebensmittelproduktion wurde das Essen besser, gesünder und vor allem: mehr. Nicht zuletzt deswegen hat sich die Lebenserwartung der Menschen deutlich erhöht.

Oder wie Christoph Klotter, Professor für Gesundheits- und Ernährungspsychologie an der Hochschule Fulda, in einem Interview mit der *WELT* ergänzte:»Durch ausreichende Nahrung wird der Mensch widerstandsfähiger gegen Infektionskrankheiten, daran sind bis in das 20. Jahrhundert vornehmlich unterernährte Menschen gestorben. Deshalb sind wir evolutionär darauf bedacht, immer ausreichend Nahrung in der Nähe zu haben.« Aber, Prof. Klotter:»Ausreichend Nahrung ist für das Überleben erheblich wichtiger als gesunde Nahrung.« Und das ist die Krux. Obwohl wir heute aus-reichend Nahrung haben, glauben wir immer noch, uns ein Polster zulegen zu müssen. »Wir haben eine genetische Programmierung auf fettige und süße Dinge – und das in möglichst großer Menge«, sagt Klotter. Es sei früher essenziell gewesen, sich körperliche Re-serven für Mangelzeiten anzufuttern. Und da half Rohkost nur be-dingt. Deftig und kalorienreich zu essen sei »die Überlebensformel unserer Spezies und evolutionsbiologisch sinnvoll«, so Klotter. »Mit der gesunden Mischkost wären unsere Vorfahren ausgestorben.«

Wenn die Natur in uns durchbricht

Das sitzt tief in uns. Deshalb neigen wir dazu, keine Gelegenheit auszulassen, etwas zu uns zu nehmen. Wenn Sie in der ersten Klasse in der Bahn fahren, kommt eine Reisebegleiterin mit einem runden Tablett, darauf liegen kleine Ritter-Sport-Schokoladen in goldener Verpackung, manchmal auch Kekse. Ich fahre nicht so oft Bahn, aber es gibt kaum jemanden, der diese Schokolade nicht nimmt. Es gibt sie gratis. Sie dient oft auch dazu, verärgerte Bahnkunden etwas milder zu stimmen. Aber: Keiner braucht die Kalorien, die meisten sind gut genährt, Mangelernährung ist in der ersten Klasse eher nicht anzutreffen. Auch nicht in der zweiten Klasse. Und Hunger hat auch keiner. Dennoch nimmt jeder die Schokolade.

Wir kennen alle auch diese Veranstaltungen, die kleinen Kon-gresse, die beruflichen Empfänge. Es gibt zwei, drei Vorträge, viel-leicht anschließend noch eine Podiumsdiskussion. Es vergehen viel-leicht zwei Stunden, es gibt interessante Einsichten, danach wird meist Essen gereicht. Entweder als Buffet oder als Fingerfood, das auf Tabletts serviert wird. Keiner hat wirklich Hunger, keiner braucht, was serviert wird, um über den Rest des Tages zu kommen. Dennoch bedienen sich alle. Es ist ein Phänomen, aber Sie werden es auch schon beobachtet haben: Sobald kostenlose Nahrung in greifbarer Nähe ist, sind wir auf Beutezug. Das kann nur evolutionär begründet sein. Da bricht die Natur ins uns durch.

Zehn gefährliche Orte für unseren Körper

1. Der Stehempfang: Ob Jubiläum oder Ordensverleihung, ob Chefs Geburtstag oder die Mitarbeiterverabschiedung – die rituell gereichten Fingerfood-Attacken, Mini-Currywürste und Schichtdesserts bedrohen massiv unseren Stoffwechsel.

2. Das Meeting: Die Lambertz-Keksmischung »Compliments« auf dem Konferenztisch ist ein gefährlicher Gegner, der noch alle gekriegt hat. Viele PowerPoint-Präsentationen können jedoch nur mit einer Lambertz-Infusion überstanden werden – immer gefährlich.

3. Der Kongress: Wenn sich Fachleute (auch Ärztinnen und Ärzte) versammeln, Vorträge hören und neue Themen der Branche diskutieren, gibt es selbstverständlich vorher, nachher und währenddessen ein umfangreiches Speisebuffet – und wir sind dem hilflos ausgeliefert.

4. Der Sonntagsbrunch: Eine Erfindung des Teufels. Statt sich zwischen Frühstück und Mittagessen eine Pause zu gönnen, wird alles zu einer riesigen, nicht enden wollenden Mahlzeit zusammengezogen und wir versinken wehrlos in den Kalorien.

5. Die Familienfeier: Grundsätzlich, ganz gleich ob zu Weihnachten oder Opas 80. Geburtstag, wird zu viel eingekauft, zu viel gekocht, zu viel auf den Tisch gestellt und Oma sagt: »Iss doch was, du fällst ja vom Fleisch!«

6. Die Zugfahrt: Auch wenn es wohl noch nie jemandem in Mitteleuropa passiert ist, befürchten wir dennoch, während einer Zugfahrt zu verhungern. Die meisten innerdeutschen Fahrten habe eine Fahrtzeit von rund vier Stunden. Das hält man ohne Nahrung aus. (Okay, die notorischen Verspätungen und »Verzögerungen im Betriebsablauf« darf man nicht außer Acht lassen.) Dennoch decken wir uns ein, als würden wir Tage im Zug verbringen.

7. Der Fernsehabend: Ui, ist das spannend, diese Serie, Wahnsinn! Ich brauche irgendwas, um mich abzureagieren: Nüsse, Schokolade, »haben wir noch Chips?« ... Dann wird der Film angehalten und Nachschub geholt, als hätte man eine Stunde vorher nicht schon ausgiebig zu Abend gegessen. »Das ist aber auch spannend!«

8. Das Homeoffice: Man kommt einfach nicht weiter, es fällt einem nichts ein, wie die Präsentation oder der Text besser werden könnte, und der nächste Zoom-Call ist ja auch erst um 14 Uhr – kann man ja schnell mal was essen, wenn man schon planlos in der eigenen Wohnung herumtigert.

9. Das Treffen mit Freunden: Drei Pärchen gruppieren sich um einen Tisch. Sie könnten nun Monopoly oder Karten spielen, sie könnten die Weltlage diskutieren oder zusammen Sport machen – was aber machen sie? Genau: Sie essen. Ein Abend mit Freunden ist ein Abend mit Essen. Das ist ab einem gewissen Alter vollkommen normal – und zielt direkt auf unseren Bauch. Dirk hat ein neues Rezept, Achim kann jetzt Ramen kochen und Anna hat eine ganz besondere Lammkeule zubereitet. »Ihr kommt doch?!«

10. Die Wanderung: Die Berghütte liegt auf 1800 Meter Höhe. Man läuft aus dem Tal etwa zwei Stunden, vielleicht drei Stunden nach oben und eine Stunde wieder runter. Eigentlich eine überschaubare Zeit. Dennoch Grund genug, den Rucksack vollzupacken, als gebe es kein Morgen mehr: Müsliriegel, belegte Brötchen, Schokolade, gesüßter Tee – »Da verbrennt man doch viel!« Um all die Kalorien zu verbrennen, müsste man eigentlich drei- bis viermal hintereinander zu der Hütte rauf- und runterwandern.

Kurz und gut: Wir ertragen es nicht, bei der Versorgung mit Lebensmitteln benachteiligt zu werden. Wir müssen zuschlagen. Obwohl keiner Hunger leidet. Unser Gehirn will es so. Unser Gehirn will immer das einmal erzielte Höchstgewicht erreichen. Unser Hirn will essen. Wenn wir mit unserem Gewicht runtergehen, schlägt das Gehirn Alarm: Schnell wieder was zuführen! Wir alle hier brauchen was! Der ganze Apparat ist in Gefahr! Ist da ein Buffet? Geh hin! Oder steht irgendwo ein Kühlschrank? Dann geh dahin! Ist was drin? Nimm es!! Nimm es schnell, bevor es ein anderer nimmt! Wenn nicht, rufe einen Lieferdienst! Oder geh essen! Auf jeden Fall: Tu etwas, sonst gehen hier die Lichter aus!

Unser Gehirn torpediert jede Bemühung um Gewichtsverlust. Es ist der entscheidende Gegenspieler. Es will das Level halten und träumt davon, dass wir wieder so dick sind, wie wir es in unseren besten Zeiten waren. Es ist frustriert, wenn wir die Kilos verlieren. Es lebt nur im Hier und Jetzt, es ist ein reines Genusshirn, will immer mehr vom Falschen. Im Hinblick auf ein langes Leben ist es natürlich fatal, dass unser Gehirn so wenig kooperiert.

Das Licht macht uns zu Daueressern

Unser Gehirn sabotiert uns auf vielfältige Weise. Unter anderem auch, dass wir zu ungünstigen Zeiten essen. Wir essen, wenn wir nicht essen sollten, und gönnen unserem Körper keine ausreichend langen Pausen dazwischen. Die Evolution hat unsere Körper nie darauf vorbereitet, dass wir Tag und Nacht viele kleine Mahlzeiten zu uns nehmen, sagt Dominic D'Agostino, ein Neurowissenschaftler an der University of South Florida. »Unsere Körper sind vielmehr an regelmäßige Fastenzeiten gewöhnt«, sagt D'Agostino. »Bis zum Beginn der Landwirtschaft vor etwa 12 000 Jahren lebten wir vom Jagen und Sammeln und mussten diese Tätigkeiten oft mit leerem Magen ausüben.«

Ein weiteres Problem sei, dass viele Menschen zu Tageszeiten essen, zu denen sie früher geschlafen hätten. Ohne Strom und Licht, begann unser nächtliches Fasten wahrscheinlich viel früher als heute. Heute halten uns Kunstlicht, Internet und Netflix oder Zoom lange wach – und verleiten uns, bis in die frühen Morgenstunden zu essen. Schon länger wird auch erforscht, warum wir uns für die ausgiebige Nahrungsaufnahme entscheiden. Schon vor einigen Jahren hat das Max-Planck-Institut für Kognitions- und Neurowissenschaften das Entscheidungsverhalten bei stark übergewichtigen Menschen untersucht und kam zu dem Schluss, dass adipöse Probanden stärker zu Verhaltensweisen neigen, die schnelle Belohnungen versprechen. Beim Essverhalten könne das dazu führen, dass die Betroffenen schneller und gewohnheitsmäßiger zum Beispiel süßen Verlockungen nachgeben. Viele adipöse Patienten berichten auch, dass sie in bestimmten Situationen »einfach Schokolade essen müssen«. Offenbar beeinflusst da auch das Gehirn dieses Handeln, die Forscher machen für das Entscheidungsverhalten bestimmte Gene oder Botenstoffe des Gehirns verantwortlich.

Doch wie lange geht das gut? Und wie lange darf ich als Arzt zuschauen? Wann muss ich etwas sagen?

Sich selbst schaden

Fakt ist: Ich bin kein Wahrsager. Wenn ein Patient vor mir steht, sagen wir männlich, »in den besten Jahren«, etwa 10 bis 20 Kilo zu viel Gewicht, beruflich als Führungskraft sehr eingespannt, kaum Zeit für Sport und ständig unter Stress, kann ich ihm nicht sagen: »Das wird fünf, vielleicht noch zehn Jahre gut gehen mit Ihnen.«

Ich kann keine Prognosen abgeben. Weder so noch so, weder gute noch schlechte. Die Wahrscheinlichkeit ist zwar hoch, dass jemand, der sich selbst mehr schadet als sich Gutes tut, sein Leben deutlich verkürzen wird. Da mag er sich noch so vital, noch so agil fühlen, noch so tatkräftig fühlen, mit jedem Tag steigt das Risiko einer Herzerkrankung. In meiner Sprechstunde erlebe ich auch viele sehr erfolgreiche Menschen aus Politik, Wirtschaft und Verbänden. Es sind Macherinnen und Macher, Menschen, die etwas bewegen (aber eben leider nicht sich selbst) – und dabei sich selbst schaden.

Warum mache ich das eigentlich?

Was den meisten fehlt: Klarheit. Einen Patienten, der eine Firma mit 500 Mitarbeitern leitete, der übergewichtig und extrem gestresst war, habe ich einmal mit der recht simplen Frage irritiert: »Warum arbeiten Sie?« Zunächst war er verdutzt, wie ich so etwas fragen kann, als Kardiologe! Schließlich war er nach gesellschaftlichen Maßstäben erfolgreich, verdiente Geld, trug viel Verantwortung, war ein geachteter Mann, doch bei einer Sache fehlte ihm schlicht die Klarheit: »Warum mache ich das eigentlich?« Und natürlich erwartet man so eine Frage nicht beim Kardiologen. Das scheint eher etwas für einen Psychologen, einen Therapeuten oder einen Coach zu sein. Doch mir ist das wichtig. Es war mir schon immer wichtig, nicht nur ein Organ zu betrachten, nicht nur dessen Fehlfunktion – sondern immer auch den Menschen dazu. Jedenfalls hat den besagten Patienten die Frage so beschäftigt, wie auch seine eher ungünstige Gesundheitsprognose, dass er einen Schlussstrich zog. Er hörte mit dem Job auf und ist heute selbstständig tätig.

Kurz und gut: Wenn wir vom langen Leben sprechen, geht es um Essen, es geht um Stress, es geht um Ehrlichkeit sich selbst gegenüber. Und es geht um Ärzte, die nicht nur reparieren, sondern an den entscheidenden Weggabelungen des Lebens ihre Patientinnen und Patienten ermuntern, etwas zu ändern. Vielleicht sogar alles zu ändern.

14 Gramm Schnittlauch

Als junger Oberarzt im Deutschen Herzzentrum war ich hoch motiviert und wollte das Beste für die Patienten. Eine meiner ersten Maßnahmen war beispielsweise die Entwicklung passgenauer Ernährungspläne für die Herzpatienten. Mein Chef war skeptisch und

meinte damals: »Willst du jetzt auch noch einen Kochkurs machen?«
Er ließ mich aber gewähren.

Also entwickelte ich gemeinsam mit einer Diätassistentin auf-
wendige Excel-Tabellen, in denen kaloriengenau die empfohlenen Mahlzeiten aufgelistet wurden. Eine Scheibe Roggenbrot,
25 Gramm Streichkäse (fettreduziert), ein Löffel Magerquark plus
14 Gramm Schnittlauch, den Tee ungesüßt, und bitte nur ein hal-
bes Glas Fruchtsaft, abends dann zweieinhalb gedünstete Kartof-
feln mit etwas Lauch. Das ist im Prinzip alles sehr sinnvoll. In der
Theorie.

In der Praxis habe ich die Erfahrung gemacht: Das setzt die Patienten unter Druck. Ständig der Blick auf die Tabelle: Habe ich nun
53 statt 51 Kalorien gegessen? War die Teewurst auch fettreduziert?
Und wie viel Pute darf ich zum Brokkoli essen? Oder war Pute gestern? Und wie viele Kalorien darf ich heute eigentlich noch? Mit anderen Worten: Der Stress hört nicht auf.

Kalorien zählen!

Womit wir beim eigentlichen Thema wären, bei der Frage »Wie gehen wir mit Stress um?«. Denn es ist nicht der Stress an sich, es ist
der Umgang mit Stress, der uns im wahrsten Sinne des Wortes aus
den Fugen geraten lässt. Und rund um das Thema Gewicht haben
sich in den vergangenen Jahren eine Reihe an Stressfaktoren etabliert: Erst die Diäten, dann vielleicht Fett absaugen, gar den Magen
verkleinern, auf jeden Fall die Haut straffen, Kalorien zählen,
KALORIEN ZÄHLEN! – und vor allem extrem viel Sport machen. Joggen gehen, ins Gym, oder ein Peloton ins Wohnzimmer
stellen. Und dann natürlich die Uhr, das Smartphone, die Apps. Die
Handy-App erinnert an den nächsten Lauf, zählt jeden einzelnen
Schritt und verbrannte Kalorien. Immer ist einer da, der aufpasst.
Gerade Apps überbieten sich mit motivierenden Anfeuerungen:

»Großartig, was du heute geleistet hast!« Und ja, alle Apps, Beraterinnen und Berater, die Medizinerinnen und Mediziner wollen einen motivieren, antreiben, wollen das Beste für einen. Und wissen Sie, was? Das will ich auch. Auch ich will, dass Sie länger leben, dass Sie gesünder leben und auch im Alter noch produktiv leben.

Wer träumt nicht davon, ein langes und gesundes Leben zu führen? Wenn man die Grenze von 120 Jahren erreicht, scheint man fast unsterblich zu sein. Aber das ist doch nicht so schwer, oder? Einfach eine gesunde Lebensweise führen und man wird mit einem langen Leben belohnt, oder? Nun, das ist zumindest das Konzept, das viele Kulturen auf der ganzen Welt seit Jahrhunderten propagieren. In der chinesischen Kultur gibt es zum Beispiel das Konzept des Yin und Yang, das besagt, dass man ein langes Leben führen kann, indem man das Gleichgewicht zwischen Gegensätzen wie Himmel und Erde, Licht und Dunkelheit, Gesundheit und Krankheit aufrechterhält. Sie haben auch viele Kräuter und Nahrungsmittel, die als gesundheitsfördernd gelten und die Lebensdauer erhöhen sollen. Aber wer will schon jeden Tag wie ein Kaninchen durch den Wald hüpfen und Brennnesseln essen?

In der hinduistischen Kultur gibt es viele Rituale und Praktiken, die auf die Erhaltung von Körper und Geist abzielen, um ein langes Leben zu erreichen. Aber was ist mit all dem Curry und Chutney, das man essen muss? Und was ist mit all den komplizierten Yogaposen, die man beherrschen muss, um ein langes und gesundes Leben zu führen?

Auch im antiken Griechenland gab es den Mythos von Tithonos, der durch die Gunst der Götter unsterblich gemacht wurde, aber vergaß, nach der ewigen Jugend zu fragen. Dadurch wurde er für immer alt und schwach, was zeigt, dass das Leben ohne Gesundheit und Vitalität nicht lebenswert ist. Aber wer will schon unsterblich sein und für immer alt und schwach bleiben? Es scheint nicht gerade das Leben zu sein, von dem wir träumen.

In der jüdischen Tradition ist das Konzept des langen Lebens eng mit dem Glauben an Gott und der Einhaltung von religiösen Geboten verbunden. Aber wer hat Zeit für all diese religiösen Gebote, wenn man auch einfach einen Cheat Day einlegen und ein leckeres Stück Schokoladenkuchen genießen kann?

VI.
DER KLEINE DIKTATOR
IM KOPF

Wie unser Gehirn unsere Schlankheit sabotiert – und was wir dagegen tun können

Der typische Übergewichtige kommt in meine Praxis mit einer Mischung aus »Weiß-ich-doch-alles-bin-zu-dick-habe-alles-schon-probiert« und Scham. Scham, weil er (das gilt natürlich auch für weibliche Patientinnen) es einfach nicht schafft, das Gewicht zu reduzieren. Sie fühlen sich willensschwach, undiszipliniert und hoffnungslos. Die meisten Leute, die ich in meiner Sprechstunde erlebe, sind im Kopf sortiert, sie sind sehr willensstark, beruflich erfolgreich, haben Immobilien erworben, haben eine Familie, haben Pläne, sie scheinen nahezu alles im Griff zu haben – bis auf die eine Sache: diese 10 bis 15 Kilogramm. Das haben sie bisher nicht hinbekommen. Alles funktioniert, nur das nicht. Alles gelingt ihnen, nur dieser »verdammte Bauch!« nicht. Sie fühlen sich dem Diktator im Gehirn ausgeliefert. Jenem Herrscher, der uns nicht an einem gefüllten Kühlschrank vorbeigehen lässt, jenem unerbittlichen Befehlshaber, der uns daran erinnert, dass hinten auf dem Regal ja noch diese Kekspackung vom Wochenende liegt und dass es doch ganz interessant wäre, mal nachzuschauen, ob in dieser Kekspackung noch ein … Und dann wird die Packung geleert. Rasch, schmerzlos und kurz danach setzt es ein: das schlechte Gewissen. Das ist im Übrigen auch kulturell und religiös bedingt, das sollte man nicht unterschätzen.

Die Todsünden

Was vielen Menschen zusätzlich Druck bereitet, ist, dass Übergewicht im Verdacht steht, etwas Sündhaftes zu sein. Schon im 5. nachchristlichen Jahrhundert begannen Mönche festzulegen, welche menschlichen Schwächen, Laster und Leidenschaften den Menschen vom guten Leben abhalten. Über die Jahrhunderte hinweg entwickelte sich ein Sündenkatalog: die sieben Todsünden, also Hochmut, Habgier, Wollust, Zorn, Neid, Trägheit – und natürlich die Völlerei. Dabei wird die Todsünde als eine freiwillige, absichtsvolle und schwerwiegende Übertretung göttlicher Gebote definiert. Papst Gregor I. (um 540–604) schuf die noch heute gültige Fassung der sieben Todsünden.

Es war dann Dante Alighieri (1265–1321), der in seiner *Göttlichen Komödie* die Todsünden wirkungsvoll darstellte. Die Bilder wirken bis heute nach. Im ersten Teil, dem »Inferno«, ist von Vielfraßen auf der dritten Ebene der Hölle die Rede, die sich im Schlamm suhlen, während ein schwarzer und eisiger Regen über sie fällt. Die Bilder, die Dante in der Literatur schuf, wurden später von Malern wie Pieter Bruegel d. Ä. bis hin zu Salvador Dalí aufgegriffen. Die Völlerei gehört dabei immer zu den sehr ausdrucksstarken Darstellungen, umfasst sie doch Fresssucht, orgiastische Prasserei, Trunksucht, demonstrative Verschwendungssucht. Von Papst Gregor stammt auch die Definition, wie man die Sünde der Völlerei begeht, unter anderem wenn man mehr isst als nötig, wenn man immer mehr nach Delikatessen und seltenen Gewürzen sucht, wenn man mit zu viel Verlangen isst, statt vernünftige Mengen zu konsumieren. Und das macht es zur »Todsünde«. Und eine Todsünde ist, laut

Definition, eine freiwillige, absichtsvolle und schwerwiegende Übertretung göttlicher Gebote. Der »ewige Tod« sei die Folge, sofern nicht im Bußsakrament, der Beichte, eine »vollkommene Reue« gezeigt werde.

Der innere Feind

Immerhin sieht Papst Gregor den Menschen auch ein wenig im Zwiespalt. »Beim Essen vermischt sich das Vergnügen so mit der Notwendigkeit, dass man nicht weiß, was der eine oder der andere verlangt.« Offenbar war auch ihm klar, dass eigentlich jeder Mensch schon Nahrung zu sich genommen hat, die über die Grenzen des Notwendigen hinausgegangen ist. Überhaupt gab es eine anhaltende Debatte über Völlerei. Denn – rein von der Definition her – sei bei jeder Art von Sünde die erste Tat bereits eine Sünde.

»Die erste Bewegung, die zur Nahrungsaufnahme führt, ist jedoch keine Sünde, sonst wären Hunger und Durst Sünde.« Um was es ihm ging, war der »innere Feind«, derjenige, der sagt: »Komm, nimm noch Nachschlag!« Wenn man diesem Feinde nachgibt, ist es ganz klar: eine Sünde.

Gegen Ende des Mittelalters sah man das dann etwas lockerer. In den Klöstern wurde ordentlicher gespeist, Bier gebraut und ein Ende der »ewigen Fastenzeit« ausgerufen. Und im 17. Jahrhundert war es dann Papst Innozenz IX., der darauf hinwies, dass »das Gefühl der Freude am Essen kein Fehler ist, da es normalerweise unmöglich ist, zu essen, ohne die Freude zu erleben, die das Essen auf natürliche Weise erzeugt«. Daher könnten die meisten köstlichen Fleischsorten ohne Sünde gegessen werden, wenn das Motiv für das Essen gut und würdevoll sei. Diese päpstliche Einschätzung bedingte gerade in Frankreich eine sehr positive Haltung zum Essen, bis hin zur Entwicklung des »Feinschmeckers«. Immer mehr wurde das Essen zu einer Kunst, und nicht zuletzt entsprach es auch der unter König Ludwig XV. entstandenen »Höflichkeit«, gut und viel zu essen, wenn man zu Gast war. Die Völlerei schien allmählich ihren düsteren Beigeschmack zu verlieren.

Es sollte bis zum Jahr 2003 dauern, als 28 Persönlichkeiten bei Papst Johannes Paul II. einen Antrag stellten, den Begriff der Völlerei, der diese Todsünde qualifiziert, in Unmäßigkeit umzubenennen, also in einen Begriff, der die Bedeutung von Exzess und Blindheit weiter charakterisiert. Aber ehrlicherweise muss man sagen: Völlerei bereitet nach wie vor ein schlechtes Gewissen. Was aber noch verheerender ist: Wer übergewichtig ist, fühlt sich als Sünder, als willenloser Sünder vor dem Herrn. Und das wiederum halte ich für eine Sünde. Denn die zahlreichen Menschen, die bei mir in der Praxis saßen, die sich geschämt haben für ihr Gewicht, die leiden doppelt: unter den Kilos, aber eben auch unter dem Umstand, dass sie schlecht, disziplinlos, sündig und falsch seien. Dabei torpediert oft der Diktator im Kopf unsere Versuche, weniger zu essen.

Noch einmal, weil es so schön war

Unser Gehirn ist so verdrahtet, dass es nach Mustern sucht, und diese Verdrahtung ist der Grund, warum wir überlebt haben. Wie Pawlows Hunde, die Speichelfluss bekamen, als die Glocke läutete, weil sie wussten, dass Essen kommt, und uns läuft das Wasser im Mund zusammen und der Magen knurrt, wenn wir ein leckeres Essen oder ein Stück Torte bekommen. Unser Gehirn ist auf der Suche nach der magischen Kombination, die uns ein gutes Gefühl gibt. Der bereits erwähnte Wohlfühl-Neurotransmitter Dopamin spielt dabei eine große Rolle. Wenn wir das Gefühl haben, Glück gehabt zu haben oder etwas zu bekommen, fühlen wir uns gut. Wenn wir uns gut fühlen, überflutet Dopamin die Belohnungszentren des Gehirns sowie die Emotions- und Gedächtnisregionen des Gehirns. Unser Gehirn widmet der Mustererkennung eine Menge Zeit und

Energie – und drängt auf eine Wiederholung, weil es so schön war. Prompt hat uns der Diktator da, wo er uns haben will. Neben dem Glücksgefühl steuert er uns über Stressgefühl. Und das im Grunde auch zu unserem Besten. Eigentlich.

Der menschliche Körper ist so verdrahtet, dass er auf Stress in einer Weise reagiert, die uns vor Bedrohungen durch Raubtiere und andere Aggressoren schützen soll. Solche Bedrohungen sind heute selten, aber das bedeutet nicht, dass das Leben frei von Stress ist. Zu Urzeiten mag die Konfrontation mit einem Säbelzahntiger maximal zwei Minuten gedauert haben. Entweder wurden wir gefressen oder wir konnten fliehen. Um diesen sogenannten Fight-or-Flight-Modus optimal zu regulieren, ist Cortisol erforderlich. Cortisol führt dazu, dass wir neue Dinge effektiv erlernen und reproduzieren können. Ohne Cortisol wäre dies wohl kaum in diesem Maße möglich.

Attacken des Alltags

Der Lerneffekt für den Urmenschen bestand darin, beim nächsten Mal dem Säbelzahntiger besser aus dem Weg zu gehen, weil man schnell als Snack im Magen landen kann. Danke, Gehirn, für die Lektion! Der moderne Mensch hat dagegen nicht mehr diese einzelnen situativen Konfrontationen, sondern sieht sich vielmehr zweifellos jeden Tag mit zahlreichen Anforderungen konfrontiert. Dazu zählt ein gewaltiges Arbeitspensum, pausenlos Meetings, ständige Erreichbarkeit, das Zahlen von Rechnungen und die Familie. Ständig ist irgendwas, und wenn mal keiner krank ist, wenn es im Job läuft, dann kommt ein Brief vom Finanzamt oder das Auto ist kaputt oder, oder, oder.

Unser Körper behandelt diese kleinen Ärgernisse durchaus als Bedrohung. Zwar droht nicht das sofortige Verspeist-Werden, doch die Attacken des Alltags haben es in sich. Wir neigen dann dazu, uns ständig angegriffen zu fühlen.

Das führt dazu, dass der Blutdruck steigt, die Anspannung wächst und die Angst und Unzufriedenheit größer werden. Es kommen weitere ungünstige metabolische Effekte hinzu. Die Verdauung wird ebenfalls massiv beeinflusst. Es entsteht ein gewisses Unwohlsein. Das Gehirn registriert diese Schieflage und verlangt nach Entspannung. ENTSPANNUNG!

Und die typische Quelle für Entspannung ist der Ausblick auf Dopamin. Dopamin wird schon allein durch den Gedanken an Sex, Drogen, Alkohol oder auch ein leckeres Essen ausgeschüttet. Sex, Drogen und Alkohol wirken schnell, der Effekt hält aber nicht lange vor. Deshalb brauchen wir davon immer mehr. Was sich gerade bei Alkohol und Essen ungünstig auf die Figur auswirkt. Sex in Maßen mag okay sein. Aber Zigaretten und andere Drogen sind auch wieder kontraproduktiv für ein langes und gesundes Leben. Erschwerend kommt hinzu, dass die meisten Dinge gesellschaftlich akzeptiert sind. Wir treffen uns mit Freunden zum Essen, wir trinken einen »guten Wein«. Das gehört zum Leben. Das entspannt. Das schüttet Dopamin aus.

Brauchen wir noch was zu essen?

Und dem Gehirn ist es egal, aus welcher Dopaminquelle es mit Dopamin versorgt wird. Dopamin darf man somit als Gegenspieler von Cortisol verstehen. Die ewige Anspannung, die uns im Alltag negativ beeinflusst, wird durch Dopamin gemindert. Allein der Ausblick auf Dopamin hat schon beruhigende Effekte zur Folge. Kein anderes Säugetier hat solch eine hohe Konzentration von Dopamin im Blut wie wir Menschen. Und jetzt? Sollen wir der Natur freien Lauf lassen? Sollen wir das Glück auf später vertagen? Sollen wir auf Dopaminzufuhr verzichten, weil Dr. Osmanoglou das so will?

Fakt ist: Wenn wir immer glauben, wir bräuchten noch etwas zu essen, wird es gefährlich.

Im Laufe der Zeit führt dieses Verhalten zu Übergewicht, zu Adipositas – zu abnormer oder übermäßiger Fettansammlung, die die Gesundheit beeinträchtigen kann.

Um dieses schleichende Problem in den Griff zu bekommen, haben die Deutsche Adipositas-Gesellschaft sowie die Deutsche Diabetes Gesellschaft gemeinsame Ziele zur Diagnostik und Therapie der Adipositas festgelegt. Bei einem Adipositas Grad I sollte eine fünf bis zehnprozentige Gewichtsabnahme, bei Grad II eine 10- bis 20-prozentige Gewichtsabnahme und bei Adipositas Grad III eine circa 10- bis 30-prozentige Gewichtsabnahme angestrebt werden. Wichtig ist, im Vorfeld Ernährungsgewohnheiten und Bewegungsverhalten im Alltag zu erfragen. Hilfreich dabei sind Ernährungs- und Bewegungstagebücher. Die spezielle Anamnese ist ebenfalls wichtig, um relevante, wenn auch seltene Erkrankungen als Ursache für die Adipositas frühzeitig festzustellen. Auch eine psychologische Evaluation hinsichtlich des Selbstwertgefühls und des Stellenwerts für den Patienten ist wichtig. Die therapeutischen Ansätze setzen sich aus Ernährungsberatung und Überprüfung des Essverhaltens zusammen. Sportverhalten und Bewegungsverhalten im Alltag werden angesprochen. Das Einbeziehen des Umfelds einschließlich der Partner und der Familie ist ebenfalls von großer Bedeutung.

Im Jahr 2007 hat die Bundesregierung eine Aktion zu gesunder Ernährung und Bewegung gestartet. Ziel war es, den vielen Millionen übergewichtigen, adipösen Menschen sowie Millionen übergewichtigen Kindern einen gesünderen Ernährungs- und Bewegungsstil nahezubringen. Bereits in den 1970er-Jahren gab es mit der Trimm-dich-Bewegung ähnliche Aktionen. Ziel war es, über die Jahre hinweg die Zahl der Übergewichtigen und Adipösen deutlich zu reduzieren.

»Das trainiere ich wieder weg!«

Zur effektiven Körpergewichtsreduktion ist es hilfreich, auf ein Kaloriendefizit von circa 500 Kalorien pro Tag zu kommen. Hierbei ist es wichtig, eine Vorstellung über die Kalorienzufuhr und den Kalorienverbrauch zu gewinnen. Ein mageres Stück Rindfleisch (200 Gramm) enthält rund 540 Kalorien. Ein Brötchen mit Käse rund 500 Kalorien.

Man könnte sagen: »Das trainiere ich wieder weg.« Aber häufig wird die sportliche Betätigung im Alltag überschätzt. Das soll an dieser Stelle definitiv nicht falsch verstanden werden. Bewegung ist das A und O des Erfolgs. Dennoch ist es nahezu unmöglich, die zugeführten Kalorien durch sportliche Aktivität wieder auszugleichen. Ein Training im Fitnessstudio verbraucht wahrscheinlich keine 300 Kalorien in der Stunde. Dennoch liegen die Vorteile der Bewegung klar auf der Hand. Erstens tut es der Seele gut, das Wohlbefinden steigt und, ganz entscheidend, die Insulinresistenz wird gesenkt.

Übergewicht bedroht die Menschheit

Ein erhöhter BMI ist, wie gesagt, ein wichtiger Risikofaktor für Krankheiten wie beispielsweise Herz-Kreislauf-Erkrankungen, vor allem Herzerkrankungen und Schlaganfall; die häufigsten Todesursachen waren Diabetes, Muskel-Skelett-Erkrankungen, insbesondere Osteoarthritis, eine entzündliche Veränderung der Gelenke, sowie einige Krebsarten einschließlich Endometrium-, Brust-, Eierstock-, Prostata-, Leber-, Gallenblasen-, Nieren- und Dickdarmkrebs.

Das Risiko für diese Krankheiten steigt mit zunehmendem BMI. Ab einem Body-Mass-Index größer 30 steigt das Risiko sogar enorm an. Übergewicht und Adipositas sowie die damit verbundenen

Krankheiten sind weitgehend vermeidbar. Fakt ist: Übergewicht und Fettleibigkeit sind weltweit für mehr Todesfälle verantwortlich als Untergewicht. Es sterben mehr Menschen daran, dass sie zu dick sind, als an Unterernährung. Und global gesehen gibt es mehr Menschen, die fettleibig sind als untergewichtig. Übergewicht ist nicht regional begrenzt, es kommt in jeder Region der Welt vor, außer in Teilen von Afrika südlich der Sahara und Asien.

Es scheint ein zutiefst menschliches Problem: Denn die grundlegende Ursache für Übergewicht und Adipositas ist ein Energieungleichgewicht zwischen aufgenommenen und verbrauchten Kalorien. Wer mehr isst, als er verbraucht, wird dick – ganz einfach. Und wer das Falsche isst, steigert die Aussicht auf Fettleibigkeit noch einmal sehr deutlich. Wir beobachten seit geraumer Zeit einen weltweit zunehmenden erhöhten Verzehr von energiereichen, fett- und zuckerhaltigen Lebensmitteln – und das bei einer gleichzeitigen Zunahme der körperlichen Inaktivität aufgrund der zunehmend sitzenden Tätigkeit und der zunehmenden Urbanisierung. Seit die Menschen weniger in der Landwirtschaft tätig sind, sondern in den Städten ihr Geld verdienen, sind auch unsere Körper weniger gefordert.

Welche Strategien haben sich bislang bewährt? Auf individueller Ebene können wir darauf achten, die Energieaufnahme aus Gesamtfett und Zucker zu begrenzen, also weniger süß und weniger Fett zu essen. Auch können wir darauf achten, mehr und regelmäßig Obst und Gemüse zu essen sowie den Anteil an Hülsenfrüchten, Vollkornprodukten und Nüssen zu erhöhen.

Jede Woche mindestens 150 Minuten aktiv

Nach wie vor extrem hilfreich ist es, sich mehr und regelmäßig körperlich zu betätigen. Nach Angaben der WHO ist der Bewegungsmangel längst ein lebensbedrohliches Problem. Einer von vier Erwachsenen und sogar vier von fünf Jugendlichen bewegen sich der

WHO zufolge nicht ausreichend. Mehr als fünf Millionen Todesfälle ließen sich jedes Jahr vermeiden, wenn sich die Bevölkerung weltweit mehr bewegen würde. Eine neue Richtlinie der WHO empfiehlt allen Erwachsenen von 18 bis 64 Jahren – auch denjenigen mit einer chronischen Erkrankung oder Behinderung –, jede Woche mindestens 150 bis 300 Minuten aktiv zu sein. Gemeint sind damit aerobe Aktivitäten von moderater bis hoher Intensität, also sportliche Aktivitäten.

Für »zusätzliche gesundheitliche Vorteile« empfiehlt die WHO, an zwei oder mehr Tagen in der Woche ein alle wichtigen Muskelgruppen umfassendes Krafttraining von mindestens moderater Intensität. Älteren Menschen ab dem 65. Lebensjahr empfiehlt die Organisation zunehmend, Aktivitäten in ihr Bewegungsprogramm einzubauen, die den Fokus auf Gleichgewicht, Koordination und Stärkung der Muskelkraft legen – und dies an mindestens drei Tagen in der Woche. »Körperlich aktiv zu sein, ist entscheidend für Gesundheit und Wohlbefinden – es kann dem Leben mehr Jahre und den Jahren mehr Leben bringen«, sagte WHO-Generaldirektor Tedros Adhanom Ghebreyesus laut *Deutschem Ärzteblatt* (Ausgabe vom 26.11.2020) bei der Vorstellung der neuen Richtlinie.

Sitzen ist ein Gesundheitsrisiko

Für Kinder und Jugendliche im Alter von 5 bis 17 Jahren empfiehlt die neue Richtlinie, mindestens 60 Minuten am Tag aktiv zu verbringen. An mindestens drei Tagen in der Woche sollten die Kinder und Jugendlichen auch richtig ins Schwitzen kommen, mit aerober Aktivität von hoher Intensität, aber auch Aktivitäten, die Muskeln und Knochen stärken. Vor allem sollten Kinder und Jugendliche ihre »Sitzzeit« begrenzen, also weniger Zeit vor Handy oder Computer verbringen. Die im Sitzen verbrachte Zeit ist der WHO zufolge eines der größten gesundheitlichen Risiken und sollte so weit wie möglich reduziert beziehungsweise durch ausreichend Aktivität ausgeglichen werden. Die individuelle Verantwortung, auch das ist klar, kann nur dort ihre volle Wirkung entfalten, wo die Menschen Zugang zu einem gesunden Lebensstil haben. Daher ist es auf gesellschaftlicher Ebene wichtig, den Einzelnen zu unterstützen, und zwar durch die nachhaltige Umsetzung evidenzbasierter und bevölkerungsbezogener Maßnahmen, die regelmäßige körperliche Aktivität und gesündere Ernährung für alle, insbesondere für die Ärmsten, verfügbar, bezahlbar und leicht zugänglich machen. Ein Beispiel für eine solche Politik ist eine Steuer auf gesüßte Getränke.

Beliebte Dickmacher

1. Fertigsoßen

Industriell hergestellte Soßen oder Dressings, selbst wenn sie für einen Salat genutzt werden, enthalten viel Fett, beispielsweise Mayonnaise.

2. Nüsse

Nüsse sind gesund. Aber sie haben einen hohen Fettanteil, da kommen bei 100 Gramm Nüssen schnell 500 bis 600 Kalorien zusammen.

3. Alkohol

Alkohol ist eine Kalorienbombe. Bier, Wein, Aperitif und vor allem Cocktails mit Fruchtsäften, Sahne und süßen Sirups sind echte Dickmacher.

4. Wurstwaren

Wurst ist riskant, vor allem Leberwurst und Salami, da sie sehr fettig sind.

5. Fruchtjoghurt

Wenn etwas »light« oder »fettarm« ist, bedeutet das meist: mehr Zucker. Fruchtjoghurts, die so etwas versprechen, entpuppen sich dann häufig als Kalorienbombe.

Die Cola 20 Prozent teurer machen?

Seit Langem wird eine Zuckersteuer diskutiert. Eine solche Steuer hätte, verglichen mit der Tabak- und Mineralölsteuer, den Effekt, dass die Preise für die Waren deutlich steigen. Im Fall der Zuckersteuer wären es vor allem auch Softdrinks und Limonaden, die wegen ihres hohen Zuckergehalts schon lange in der Kritik stehen. Oder Brause mit viel Zucker. Diese werden bereits länger wegen ihrem Zuckergehalt diskutiert. Denn gerade zuckerhaltige Softdrinks verursachen weltweit eine Zunahme an Adipositaspatienten. Die Weltgesundheitsorganisation (WHO) empfiehlt daher seit geraumer Zeit, eine Zuckersteuer für Softdrinks einzuführen. Um eine entsprechend abschreckende Wirkung zu haben, müsste der Preis um 20 Prozent steigen, so die WHO. Das soll gezielt auch Kinder und Jugendliche von den zuckrigen Limonaden abhalten. Die Lebensmittelindustrie kann also eine wichtige Rolle bei der Förderung einer gesunden Ernährung spielen. Sie müsste neben dem Zuckergehalt auch den Fett- und Salzgehalt von verarbeiteten Lebensmitteln reduzieren und sicherstellen, dass gesunde und nahrhafte Lebensmittel für alle Verbraucher verfügbar und erschwinglich sind. Denn Nicht-Essen ist nicht die Lösung.

Alle Prozesse im Körper benötigen Energie, um richtig zu funktionieren. Und dabei bildet eine möglichst gesunde Ernährung die Basis. Sie versorgt den Körper mit essenziellen Nährstoffen, also mit ausreichend Flüssigkeit, ausreichend essenziellen Aminosäuren aus Eiweiß, essenziellen Fettsäuren, Vitaminen, Mineralien und ausreichend Kalorien. Und diese Energiezufuhr sollte sich im Rahmen halten. Wir müssen nicht die ganze Zeit essen. Die Idee, der menschliche Körper brauche drei Mahlzeiten, ein üppiges Frühstück, ein Mittagessen, ein Abendessen, das sind zivilisatorische Errungenschaften, aber keine biologische Notwendigkeit. Weil wir aber glauben:»Das muss so sein«, weil wir die Kühlschränke und die Speise-

kammern füllen, weil wir in Gemeinschaft essen und nur schwer an
geöffneter, gekochter und bereitstehender Nahrung vorbeikom-
men, kommt es dicke – und dann kommt die Diät.

95 Prozent der Diäten funktionieren nicht

Eine der am häufigsten gestellten Fragen bei Google ist:»Wie verliert man Gewicht?« Es gibt eine schwindelerregende Menge an Informationen und Fehlinformationen im Internet. Es sind Seiten, die
mit Sätzen beginnen wie:

- »Erfolgreich abnehmen: sieben Tricks«.
- Oder:»Gesund abnehmen: Mit diesen Tipps klappt es dauerhaft«.
- Oder:»19 Kilo abnehmen: So schaffst du es«.
- Oder:»Schnell abnehmen in einer Woche«.
- Oder:»Wie man wirklich Gewicht verliert«.
- Oder:»Diättipps, mit denen du dein Gewicht dauerhaft halten
  kannst«

Unzählige Seiten wie diese tauchen auf. Von Krankenkassen, Maga-
zinen, Onlineportalen, Organisationen, in Social Media.
    Diäten sind eines der ganz großen Themen im Netz. Doch trotz
der Fülle an Angeboten, trotz der Fülle an Diäten und Ratschlägen,
Fakt ist: 95 Prozent der Diäten funktionieren nicht. Es sind reine
Beschäftigungstherapien. Sie haben keinen Einfluss auf das Gewicht. In kontrollierten Studien konnte gezeigt werden, dass weniger als zehn Prozent der Probanden mit intensiver ökotrophologi-
scher Betreuung über zwölf Monate es geschafft hatten, dauerhaft
zehn Prozent des Körpergewichts zu reduzieren. Trotz bester Vor-
aussetzung kein Erfolg.
    Trotzdem: Etwa zwei Drittel der Erwachsenen versuchen jedes
Jahr, ihr Gewicht zu reduzieren. Frauen versuchen deutlich häufiger,
Gewicht zu verlieren. Wissenschaftliche Analysen zeigen, dass jede

Art von Diät kurzfristig wirksam sein kann. Manche Menschen können mit Diäten relativ schnell abnehmen. Aber die Mehrheit der Diätwilligen nimmt nach und nach wieder zu. Mehrere Studien haben herausgefunden, dass dies bei allen Diäten der Fall ist, unabhängig davon, ob die Makronährstoffanteile von Kohlenhydraten, Fett oder Eiweiß verändert werden. Die Forschung hat gezeigt, dass es, je mehr Diätversuche Sie machen, desto wahrscheinlicher ist, dass Sie in Zukunft wieder zunehmen.

Schwerer als vorher

Wissenschaftler der University of California (UCLA) untersuchten in einer Übersichtsarbeit die Langzeitergebnisse von Diäten, um zu beurteilen, ob Diäten effektiv sind. Die Studien ergaben, dass ein bis zwei Drittel der Diätwilligen mehr an Körpergewicht zulegten, als sie durch die Diät verloren hatten. Mit anderen Worten: Eine signifikante und dauerhafte Reduktion des Körpergewichts kann kaum durch Diäten erzielt werden. Allen Versprechungen zum Trotz. Aber warum ist das so?

Nun, es gibt mehrere biologische, psychologische und soziale Gründe, warum Diäten immer wieder mit Gewichtszunahme enden. Auf alle diese Faktoren einzugehen, würde den Rahmen dieses Buches sprengen. Nur so viel: Wenn Sie eine Diät machen und abnehmen, verlieren Sie unweigerlich eine Mischung aus Muskeln und Fett, die beide stoffwechselaktiv sind. Das heißt, Sie verbrennen Kalorien – wobei Muskeln mehr Kalorien als Fett verbrennen. Ihr Körper benötigt jedoch eine bestimmte Menge an Energie, um alle seine Zellen am Laufen zu halten, damit Sie am Leben bleiben. Das nennt man Ruheumsatz. Mit weniger Muskeln und Fett sinkt jedoch die Energiemenge, die der Körper aufnehmen muss. Gleichzeitig wird der Stoffwechsel effizienter, sprich: Er verbraucht weniger Kalorien. Um die Gewichtsabnahme in Ihrem leichteren, effizienteren

Körper aufrechtzuerhalten, müssen Sie nun täglich weniger Kalorien zu sich nehmen als zuvor.

Die Energie fehlt – und das hat Folgen

Um das verlorene Gewicht zu halten, ist es entscheidend, die Veränderungen, die zu diesem Gewichtsverlust geführt haben, beizubehalten. Die meisten Diäten sind jedoch starr und nicht nachhaltig. Im Durchschnitt dauern Diätversuche bei Frauen vier Wochen und bei Männern sechs Wochen. Die meisten gehen mit einer starren Restriktion der Kalorienaufnahme unter Nahrungszufuhr einher. Also einfach weniger essen. Das wirkt sich nicht nur positiv auf den Körper aus. Denn fehlende Energie lässt den Stresspegel wieder steigen, Cortisol wird wieder ausgeschüttet und blockiert somit die Insulinfreisetzung aus der Bauchspeicheldrüse. Jede periphere Zelle benötigt Insulin als eine Art Schlüssel, um Blutzucker aufnehmen zu können. Ohne Insulinausschüttung ist eine Zuckeraufnahme in der Zelle physiologisch aber nicht möglich. Dieses gilt ausnahmslos für alle Organe.

Der überschüssige Blutzucker

Ein Organ stellt jedoch eine ganz besonders herausragende Position dar. Es ist der sogenannte kleine Diktator. Ein etwa 1,3 Kilogramm schweres Organ ganz oben gelegen innerhalb des Kopfs. Das Gehirn ist das einzige Organ, welches ohne Insulin Glukose aufnehmen kann. Dennoch blockiert es die Insulinausschüttung und leitet jeglichen Blutzucker in – jawohl – das Gehirn. Die überschießende Menge Blutzucker kann zu diesem Zeitpunkt vom Gehirn weder effektiv genutzt noch gespeichert werden. Der überschüssige Blutzucker wird also für schlechte Zeiten im Bauchfett eingelagert. Dieses ist das sogenannte gefährliche, ungünstige braune Bauchfett. Es schüttet Entzündungsmediatoren aus, die signifikant das Risiko für Herzinfarkt, Schlaganfall und Diabetes und für Arteriosklerose steigen lassen. Bei adipösen Menschen ist davon auszugehen, dass die Peripherie quasi an einem Überangebot an Blutzucker überflutet wird, während das Gehirn quasi einen Mangelzustand erlebt. Dieses Ungleichgewicht führt unweigerlich zu einer Zunahme des Körpergewichts.

All die bereits aufgeführten Punkte zu Ernährung, Bewegung, Sport, Energiezufuhr und Verbrauch sind den meisten Menschen mittlerweile bestens bekannt. Was folgt aber? Eine neue Diät. Und diese nächste Diät stresst die Menschen erneut und setzt sie unter Druck, erfolgreich sein zu wollen. Sie wollen endlich abnehmen. »Ich will es endlich schaffen!«

Same procedure as every year

Die Leidensgeschichten unserer Patienten ähneln sich in vielerlei Hinsicht – und auch unsere eigenen Gedanken im Hinblick auf Gewicht und Altern ähneln denen unserer Patienten. Auf jeden Fall haben alle eines gemeinsam: Sie versuchen schon seit Jahren, effektiv das Körpergewicht zu reduzieren. »Abnehmen« ist ihr tägliches Mantra, ihr Denken kreist um dieses »Abnehmen« und sie nehmen es sich jedes Jahr aufs Neue vor. »2019 nehme ich zehn Kilo ab! Oder 2020. Oder 2021. Dann eben 2022. Okay, aber jetzt wirklich: 2023 werde ich schlank!«

Die Ziele werden gesetzt, sie sind meist sehr ambitioniert – und die meisten versuchen, diese Ziele mit neuen oder alten Methoden zu erreichen. Es werden sich intensive Sportprogramme vorgenommen: dreimal in der Woche joggen, vielleicht im Frühjahr sogar den Halbmarathon in Berlin. Man meldet sich in Fitnessstudios an, lernt alles darüber, wie viel Energie der Muskelaufbau verbraucht – und wie sich Fett durch Gewichttraining schmelzen lässt.

Andere praktizieren Ernährungsprogramme wie Weight Watchers oder setzen auf neue Apps, die in der Regel auch mit Punktesystemen arbeiten, aber auch Energiezufuhr sowie Energieverbrauch analysieren. Zu einem »neuen, schlanken Leben« gehört auch, dass Diätgetränke in Apotheken gekauft oder zumindest Supermärkte nach Diätprodukten durchforstet werden. Einige gehen sogar einen Schritt weiter und lassen plastisch-ästhetische Operationen durchführen. Insbesondere sei hier eine Fettabsaugung oder eine sogenannte Fett-weg-Spritze genannt. Hierbei handelt es dich um eine lokale Anwendung, um gezielt einzelne Fettdepots – wie beispielsweise an der Oberschenkelinnenseite oder am Doppelkinn – einzuschmelzen.

Die Erfolge sind an dieser Stelle auch mäßig. Die wohlhabenderen Patientinnen und Patienten, die ihr »Essensthema« in den Griff bekommen wollen, engagieren Life Coaches oder Personal Trainer, die dann zu regelmäßigen Begleitern und Motivatoren werden.

Und ja, es gibt Erfolge: Es gibt nicht wenige, die schaffen es, innerhalb eines Jahres fünf bis zehn Prozent ihres Körpergewichts zu reduzieren. Was sie in der Regel nicht schaffen: Dieses Level über das nächste Jahr hinaus zu halten. Die Waage zeigt bald wieder das alte Körpergewicht an. Dieses Phänomen kennen wir sehr gut als den allseits bekannten Jo-Jo-Effekt. Und so vertraut das Phänomen auch sein mag, es sorgt für große Frustration bei den Betroffenen. Sie glauben, sie seien zu schwach, zu unmotiviert, zu labil, um ihre selbst gesteckten Ziele zu erreichen.

Das geht teilweise über Jahre so. Das Gewicht ist ein Thema von früher Jugend an. Bei vielen Menschen fängt nicht selten die »Adipositaskarriere« bereits im Jugendalter an. Mit dem Alter zwischen 20 und 30 Jahren haben viele schon einige Diäten hinter sich – immer verknüpft mit der Erfahrung des Scheiterns. Für das Scheitern machen sie dann nicht die Diät verantwortlich, sondern sich selbst. Das wiederum steigert den Frust.

Die weitere »Gewichtskarriere« einer typischen Patientin, eines typischen Patienten. Zwischen dem 30. und 40. Lebensjahr steht die Familiengründung im Vordergrund, Geburten, Kinder, Erziehung sorgen für Stress, was wiederum das Gewicht in eine ungute Richtung »pusht«. Zudem nimmt die berufliche Anspannung zu, oft ist es auch die Zeit, in der beruflich mehr Verantwortung übernommen wird und damit mehr Stress einhergeht. Auch das schlägt sich im Gewicht nieder. Weil Kinder und Beruf Zeit kosten, bleibt weniger Zeit für Sport und bewusste Ernährung.

Zwischen dem 40. und 50. Lebensjahr scheint sich in Job und Familie eine gewisse Routine eingestellt zu haben. Doch der Stoffwechsel verlangsamt sich und die bereits zugelegten Kilos bleiben immer länger auf den Hüften. Man wird noch etwas gemütlicher, der Abend vor dem Fernseher ist inzwischen tägliche Routine. Und dann, zwischen dem 50. und 60. Lebensjahr, hat sich nicht selten ein ernst zu nehmendes Übergewicht eingestellt – eine Adipositaserkrankung. Das Leben ist da unerbittlich – und zeigt uns, dass unsere Lebensweise eben nicht folgenlos bleibt. Man kann so grob rechnen, dass in einem Leben, wie ich es hier dargestellt habe, pro Jahr sich netto ein neues Kilo dazugesellt. Überprüfen lässt sich das auch bei Klassentreffen nach 30 Jahren. Haben die meisten bei ihrem Schulabschluss halbwegs Normalgewicht, sind nun einige in die Breite gegangen. Aus einst 70-Kilo-Jungs sind heute 100-Kilo-Männer geworden.

Was weniger auf dem Klassentreffen als vielmehr bei mir in der Praxis das Thema ist: Die Patienten blicken mit Mitte 50 bereits auf eine jahrzehntelange Diätkarriere zurück und bleiben verständlicherweise frustriert. Nicht selten wurden viele Tausende Euros für Kuraufenthalte, Spezialdiäten, Fett-weg-Spritze und Fettabsaugung, Life Coaches und Personal Trainer ausgegeben – doch das, was ins Minus rutscht, ist das Konto und eben nicht das Gewicht. Mit dieser Mischung aus Frust, immer wieder neuen Anläufen und einer darauffolgenden

Apathie entwickelt sich das Gewicht dann zu einer gesundheitlichen Belastung.

Zwischen dem 60. und dem 70. Lebensjahr stellen sich schließlich typische Zivilisationskrankheiten und Co-Morbiditäten ein, die eng verknüpft sind mit Übergewicht und Adipositas. Das ist dann häufig Diabetes mellitus sowie arterielle Hypertonie – das ist an allen negativen Folgen von Herz-Kreislauf-Erkrankungen zu sehen. Da bleibt dann wenig Hoffnung. Die Energie für Gewichtsabnahme kann ohnehin nicht mehr richtig aufgebracht werden. Die durchschnittliche Lebenserwartung ist dann irgendwann bei den meisten zwischen dem 70. und 80. Lebensjahr erreicht. Dabei wäre ein längeres Wegstück denkbar gewesen.

Somit ist der Zeitpunkt erreicht, an dem wieder über die berühmte letzte Dekade gesprochen werden muss. Ich stelle mir diese letzte Phase im Leben wie eine lange Autobahnfahrt vor. Es gibt Abfahrten rechts von der Autobahn, auf den Schildern der Abfahrten stehen »Ortsnamen« wie »Herzinfarkt«, »Schlaganfall«, »Demenz«, »Inkontinenz« und »Krebs«. Diese Abfahrten sollten möglichst nicht genommen werden. Es gibt jedoch eine Möglichkeit der weiteren Geradeausfahrt mit dem Ziel eines langen, gesunden Lebens. Der Weg hierzu scheint jedoch über die Straße mit der Kennzeichnung »Body-Mass-Index 23 bis 25« zu führen.

Stattdessen legen sie wieder an Gewicht zu – weil: Das Gehirn will es so. Und schon sind wir im nächsten Stress. Schon kasteien wir uns selbst, weil es wieder nicht geklappt hat, weil wir wieder »gesündigt« haben, weil wir das Gewicht »einfach nicht in den Griff bekommen«. Aber es liegt nicht an uns. Es liegt an unserem Gehirn. Das will uns sabotieren. Und offenbar hat es Spaß daran, wenn wir uns wegen der Gewichtsabnahme stressen.

Deshalb: nicht ran an den Speck. Sondern ran an den Stress!

Beim Abnehmen geht es um Copingstrategien hinsichtlich Stressregulation. Naturgemäß ist dies ein komplexer Vorgang und kann nicht einfach mit einer Diätempfehlung verglichen werden. Viele Menschen suchen Ratgeber auf und folgen Internetempfehlungen hinsichtlich Diäten. Meistens sind es kurze Zusammenfassungen mit einer Liste hochkalorischer Nahrungsbestandteile. Dass dies nicht funktionieren kann, liegt offen auf der Hand. Diesbezüglich scheinen andere Strategien erforderlich zu sein.

Die »schlechten« Lebensmittel

Aus psychologischer Sicht verteufeln Diäten in der Regel eine bestimmte Lebensmittelgruppe, beispielsweise Kohlenhydrate oder Fette. Lebensmittel mit »zu vielen Kohlenhydraten«, »zu viel Fett« oder »zu vielen Kalorien«. Die Lebensmittel werden als »schlecht« angesehen. Doch ein Verbot dieser »schlechten Lebensmittel« geht leider nach hinten los.

Eine Studie, die in der Fachzeitschrift *Appetite* veröffentlicht wurde, untersuchte die Rolle, die das psychologische Verbot von Lebensmitteln wie Schokolade, Chips, Süßigkeiten und Keksen beim Scheitern von Diäten spielen kann. Die Forscher fanden heraus, dass Personen mit einer Tendenz zum unkontrollierten Essen, denen gesagt wurde, dass sie 24 Stunden lang auf ihre Lieblingssnacks verzichten sollten, am Ende rund 130 Prozent mehr konsumierten verglichen mit denjenigen, die keine Anweisungen erhielten.

Der erste Schritt zur Beendigung des Circulus vitiosus, dieses Teufelskreises, ist die Erkenntnis, dass kurzfristige Maßnahmen zu kurzfristigen Ergebnissen führen. Probleme, die nicht von heute auf morgen gekommen sind, können auch nicht wieder von heute auf morgen verschwinden. Um unsere Gesundheit zu verbessern, Gewicht zu verlieren und es zu halten, müssen echte, nachhaltige und langfristige Änderungen im Handeln vorgenommen werden.

Dies mag nicht wie eine verblüffende Erkenntnis erscheinen. Es lohnt sich jedoch, uns daran zu erinnern, da die meisten von uns immer noch von den Verlockungen von Crash-Diäten und schnellen Lösungen verführt werden. Auch wenn das hart klingt: Es gibt keine Abkürzungen. Langfristige Gesundheit und Gewichtsabnahme sind ein fortlaufender Prozess.

Ein wesentlicher Teil dieses Prozesses ist die Stressreduktion. Deshalb die Frage: Was macht Ihnen alles Stress?

Ich zähle mal die gängigen Stressoren meiner Patientinnen und Patienten auf: Die Frage, ob der Arbeitsplatz sicher ist, stresst viele Menschen. Denn am Job hängt die Finanzierung der Familie, das Abbezahlen von Hypotheken, ja letztendlich die Zukunft. Und wenn es ein Job ist, der einem außerordentlich Spaß macht, in dem man wirklich aufgeht, wenn der in Gefahr ist, droht der Verlust von Sinn, von Gebrauchtwerden, von Selbstwirksamkeit. Die Aussicht, all das zu verlieren, ja, das macht Stress.

Die zehn schlimmsten Stressmacher im Leben

- Unzufriedenheit im Job
- Angst vor der Zukunft
- Altersarmut
- Einsamkeit
- Geldsorgen
- Streit in der Familie, Ehekrise
- Psychische Belastung durch Überforderung
- Betreuung von Angehörigen
- Umweltfaktoren wie Lärm und Schmutz
- Globale Probleme: Klimawandel et cetera

Ärger macht Stress. Bekommen wir eine blöde E-Mail, zeigt uns einer im Straßenverkehr den Vogel oder lassen wir uns in einen unnötigen Streit ziehen, folgt daraus – genau: Stress.

Wir haben gesehen: Das Gehirn eines Industriemenschen kann nicht unterscheiden, ob der Hirnträger von einem Tiger angegriffen wird oder nur eine verletzende WhatsApp-Nachricht erhalten hat.

Das Reaktionsmuster ist dasselbe. Die Herzfrequenz geht hoch, der Insulinspiegel steigt, das Gehirn ist in aufbrausender Stimmung. Um das halbwegs reguliert zu bekommen, müssen wir, nun ja: essen. Mit den bekannten Folgen. Je mehr Stress, desto dicker. Was die Lösung ziemlich einfach macht. Denn in der Umkehrung heißt das: Je weniger Stress, desto schlanker. Oder haben Sie schon mal einen übergewichtigen Yogalehrer gesehen?

Sich schlank schlafen

Zumindest ausgeruht sollten wir sein. Gerade der Schlaf spielt eine wichtige Rolle für die körperliche und geistige Gesundheit. Schlaf hilft auch, ein gesundes Gleichgewicht der Hormone aufrechtzuerhalten, die dafür sorgen, dass man sich hungrig oder satt fühlt. Bei Schlafmangel steigt der Ghrelinspiegel (Hungerhormon), und der Leptinspiegel (Sättigungshormon) sinkt. Dadurch entsteht ein stärkeres Hungergefühl als bei ausgeschlafenen Personen. Wer wenig schläft, isst mehr. Hinzu kommt, dass Schlafmangel mit einem erhöhten Risiko für Herz-Kreislauf-Erkrankungen, Bluthochdruck, Diabetes, Schlaganfall und Adipositas sowie mit Depressionen und anderen psychischen Erkrankungen in Verbindung gebracht wird. Studien zeigen, dass mit jeder versäumten Stunde Schlaf die Wahrscheinlichkeit, adipös zu werden, ansteigt. Bei signifikantem Schlafmangel besteht außerdem die Gefahr, dass der zirkadiane Rhythmus so weit gestört wird, dass sich eine Stoffwechselstörung entwickelt, was das Abnehmen fast unmöglich machen kann.

An dieser Stelle ist es wichtig, sich noch einmal den evolutionären Zusammenhang zur Nahrung und Kalorienzufuhr bewusst zu machen. Es war evolutionär von großer Bedeutung, zu jedem Zeitpunkt Hunger und Appetit zu haben. Es war nicht erdenklich, dass eine nahrhafte Nahrung einfach links liegen gelassen werden konnte.

Schließlich konnte man nicht wissen, wann die nächste oder übernächste Nahrung wieder auf dem Plan stand. Am Ende ging es um Leben und Tod. Das klingt dramatisch, es ist sicher wohl auch so gewesen. Diese Urinstinkte der Nahrungsaufnahme sind in uns Säugetieren erhalten und stark ausgeprägt. Wir sind umzingelt von hochkalorischer Nahrung. Der Supermarkt ist voll, der Kühlschrank ist voll, die EC-Karte funktioniert und wir verfügen zu jedem Zeitpunkt über Ressourcen, um uns mit hochkalorischer Nahrung zu versorgen. Die Hormone Grehlin und Leptin steuern unser Hunger- und Sättigungsgefühl. Solange wir nicht nachhaltig an einer Copingstrategie arbeiten, um Stress regulieren zu können, wird das Körpergewicht wohl stets mit dem Stresslevel korrelieren.

Und so nähern wir uns langsam den ersten Schritten in die »Schwerelosigkeit«: weniger Stress, mehr Schlaf. Unser Verhalten zu ändern, ist nicht so einfach, wie es klingt. Wenn es einfach wäre, hätten wir es schon selbst herausgefunden. Wir wissen vielleicht, dass wir mehr Gemüse essen und uns mehr bewegen müssen. Die Theorie zu kennen ist etwas anderes, als sie in die Praxis umsetzen zu können. Im Moment gibt es wahrscheinlich eine Lücke zwischen dem, was Sie wissen, und dem, was Sie tun. Was liegt zwischen dieser Lücke?

Der hohe Leidensdruck

Ihre Psyche, einschließlich Ihrer Überzeugungen, Ansichten und Emotionen, spielt eine große Rolle, wenn es ums Abnehmen geht. Glücklicherweise haben Experten die wichtigsten kognitiven, verhaltensbezogenen und externen Faktoren identifiziert, die bei der Änderung von Verhaltensweisen und der Aufrechterhaltung von Verhaltensänderungen im Laufe der Zeit und in verschiedenen Kontexten eine Rolle spielen. Die drei Schlüsselelemente der Psychologie der Verhaltensänderung sind Selbstregulierung, Motivation und Gewohnheiten.

An dieser Stelle ist es wichtig, einmal innezuhalten. Das bisher Festgestellte ist nicht neu und mittlerweile längst bekannt. Dass der Königsweg zur Körpergewichtsreduktion wohl über Ernährung, Bewegung, Sport und eine langfristige Umstellung der Lebensgewohnheiten geht, ist allen bekannt. Entscheidend ist es, Strategien aufzuzeigen, wie dies tatsächlich in einem stressigen Industriealltag funktionieren kann. Bisher scheint es nur den wenigsten Menschen im Alltag zu gelingen. Das sorgt für einen hohen Leidensdruck.

Viele nehmen sich Veränderung vor, dies können Veränderung hinsichtlich Beruf, Familie und Gesundheit sein. Wie wir jedoch aus leidlicher eigener Erfahrung wissen, verfliegen die guten Vorsätze relativ schnell, sobald die Alltagsroutine uns wieder fest im Griff hat. Dennoch kennen wir alle Menschen, die es geschafft haben, ihre Abnehmziele aus eigener Kraft mehr oder weniger vollumfänglich umzusetzen. Ich habe da einige Menschen aus meinem persönlichen Umfeld und Patientenkreis gut vor Augen.

Verbeamtung als Schlankmacher

Diese Menschen haben eines gemeinsam. Prinzipiell ist es bei allen eine Kopfsache gewesen, eine Entscheidung zu treffen und bewusst das Leben zu ändern. Einige hatten äußere Stressoren, die eine Rolle spielten. Mir fällt dabei immer ein Patient ein, der sich nur verbeamten lassen konnte, wenn sein BMI unter 30 liegt. Die Verbeamtung als Schlankmacher – das war mir neu, aber es hat bei diesem Patienten gewirkt. Da war ein ganz schön langer Weg zu gehen. Aber die Motivation war so stark, dass die Person es aus eigenem Antrieb geschafft hat. Eine erfolgreiche Unternehmerin mit Haus, Hof, Job und Familie, die über viele Jahre erfolgreich Familie und Beruf vereint hat, hatte deutlich an Körpergewicht zugenommen.

Der Leidensdruck stieg enorm. Nach einigen Gesprächen hat auch diese Person es geschafft, aus eigenem Antrieb nachhaltig Körpergewicht zu reduzieren und ein ganz anderes gesundes Leben einzuschlagen.

Für all diejenigen, die es nicht aus eigenem Antrieb geschafft haben, zeichnet sich ein vielversprechender und hoffnungsvoller Silberstreif am Horizont in Form von innovativen, zugelassenen Medikamenten zur Körpergewichtsreduktion ab.

VII.
UNSERE
SCHWEREN JAHRE

Wir sind eine Gefahr für uns selbst – weil wir keine Gelegenheit auslassen, etwas zu essen

Es sind – neben den genannten Gründen – vor allem aber die Kilos, die uns im Alter zusetzen. Woher sie kommen, warum sie kommen, mag viele Ursachen haben. Stress, die kraftraubenden Jahre, in denen es gilt, Familie und Beruf auf die Reihe zu bekommen, die Unwägbarkeiten des Lebens, die Schicksalsschläge, die psychischen Belastungen, die unbewältigten Probleme aus der Kindheit – alles kann Ursache sein. Und mit jedem Jahr Stress kommt mindestens ein Kilo hinzu. Es kommen die Feiern, die Abendessen mit Freunden, die Weinproben im Restaurant, die Buffets, die Sommerfeste und die Weihnachtsmärkte. Wie bereits festgestellt: Wenn wir uns mit Freunden treffen, essen wir. Wenn wir zu Familienfeiern gehen, steht eine Sache im Mittelpunkt: das Essen. Klar, wir können joggen, wir können ins Gym gehen, wir können uns in den Keller ein Rudergerät stellen – doch wenn im Beruf der Stress zuschlägt, wenn die Kinder krank sind, wenn das Finanzamt strenge Briefe schreibt, wenn wir Eltern pflegen müssen, wenn es in der Beziehung Probleme gibt, kurz, wenn das stattfindet, was wir Alltag nennen, brauchen wir »Nervennahrung«.

Und unsere Nerven wollen wir nicht mit Karotten oder Sellerie provozieren, nein, wir besänftigen sie mit Kinderschokolade, Schokokeksen, vielleicht sogar mit einer deftigen Currywurst. Der blöde Nebeneffekt: Schon ein paar Kekse können ordentlich aufs Gewicht-Konto einzahlen, ganz egal, wie viele Stunden wir durch den Wald joggen. Und Sie können mir glauben, ich weiß, wovon ich schreibe.

Ich selbst befand mich auch in der absurden Situation. Ich war junger Familienvater und ich war Oberarzt im Deutschen Herzzentrum Berlin. Beides forderte mich, beides stresste mich. Ich beruhigte mich mit ungesundem Essen und nahm zu, immer wieder ein Kilo. Und die Kilos waren gekommen, um zu bleiben. Das Absurde war: Je mehr ich Verantwortung für die Gesundheit anderer Menschen übernommen hatte, desto weniger Verantwortung übernahm ich für meine eigene Gesundheit.

Auch Ärzte haben Übergewicht

Zu uns in die Kardiologie kamen die schweren Herzfälle, Patienten, die dem Tod gerade so noch einmal von der Schippe gesprungen waren. Oft war die Ursache für Herzerkrankungen eben Stress und Übergewicht. Ich behandelte also die Patienten, kümmerte mich um deren Diäten, half ihnen wieder ins Leben zurück, arbeitete hart und viel – und nahm wie gesagt Jahr für Jahr ein Kilo zu. Indem ich anderen half, dem Tod von der Schippe zu springen, steigerte ich mein eigenes Herzinfarktrisiko. Ich sah jeden Tag, wohin Stress und Gewicht führen kann, und stresste mich dabei selbst maximal. Es gibt ja den Spruch, dass der Zahnarzt die schlechtesten Zähne hat.

Bei uns in der Kardiologie hatten wir unsere eigene Interpretation. In den kurzen Pausen gingen die Kollegen raus, um eine Zigarette zu rauchen (was ich glücklicherweise nie angefangen habe), während drinnen die Schwestern und Pfleger einen weiteren Patienten mit Raucherbein reinschoben. Uns war bewusst, wohin ungesundes Leben führen kann, wir sahen jeden Tag die dramatischen Auswirkungen und doch schreckte es uns nicht vor dem Essen oder Qualmen. Nein, wir standen unter maximalem Stress wegen Menschen, deren Krankheiten meist daher rührten, dass sie unter maximalem Stress standen – und ihren Stress mit Essen und Zigaretten zu kompensieren versuchten. Dass wir unser Leben abspalteten von dem, was wir täglich bei anderen Menschen sahen, gehört zu den Absurditäten des Arztberufs.

Ja, auch Ärzte werden herzkrank. Ja, auch Ärzte haben Übergewicht. Ja, auch Ärzte fühlen sich in ihrem Körper unwohl, wenn sie deutlich zu viele Kilos mit sich herumschleppen. Leider ist Übergewicht keine Ausnahme mehr, leider sind Übergewicht und Fettleibigkeit (Adipositas) auf dem Weg, zu einem globalen Problem zu werden.

Gescheiterte Abnehmmedikamente

Medikamentöse Ansätze können bei der langfristigen Körpergewichtsreduktion meist hilfreich sein. Die Geschichte ist jedoch voll mit Ansätzen und leider oftmals gescheiterten Medikamenten.

Da ist zum einen die Geschichte von Rimonabant. Das Medikament ist ein sogenannter Cannabinoid-Rezeptor-Antagonist, wurde im Jahr 2006 zur Körpergewichtsreduktion zugelassen, aber bereits zwei Jahre später im Jahr 2008 wieder vom Markt genommen. Vor allem, weil die Patienten unter massiven Nebenwirkungen litten: beispielsweise Schlafstörungen, Depressionen, die bei manchen sogar bis zum Suizid führten. Angesichts dieser Entwicklung wurde das Präparat rasch vom Markt genommen.

Auch andere Medikamente haben leider eine unrühmliche Karriere hingelegt und mussten vom Markt genommen werden. Sibutramin hatte ebenfalls schwere Nebenwirkungen und wurde rasch nach der Einführung im Jahr 2010 wieder eingestellt. Im Zusammenhang mit der

Einnahme häuften sich signifikant Herzinfarkte, Schlaganfälle und es gab deutliche Hinweise auf Herz-Kreislauf-bedingte Todesfälle. Auch pulmonalarterielle Hypertonie, also die Erhöhung des Blutdrucks im kleinen Kreislauf zwischen Herz und Lunge, waren die Folge. Das Medikament Orlistat, das seit 2010 auf dem Markt ist und mittlerweile auch rezeptfrei in der Apotheke zur Körpergewichtsreduktion erhältlich ist, weist ebenfalls keine reine Erfolgsgeschichte auf. Die Wirkung dieses Präparats beruht auf einer vermehrten Ausscheidung des mit der Nahrung aufgenommenen Fettanteils. Hierbei kann es leider zu fettigen Durchfällen kommen. Das ist unangenehm für die Patienten, aber definitiv nicht lebensbedrohlich.

Obwohl es ja eigentlich ein Grund zum Feiern sein sollte, dass ein wachsender Teil der Weltbevölkerung genug zu essen hat und nicht mehr durch zermürbende körperliche Arbeit erschöpft ist, hat es eben auch dazu geführt, dass Milliarden von Menschen unter der Last von Fettleibigkeit leiden. Die, man muss fast schon sagen, Pandemie der Fettleibigkeit bringt enormes Elend mit sich, tötet Millionen von Menschen, macht viele weitere krank und verursacht enorme Kosten. Für die Betroffenen ist sie auch eine Quelle von Scham und Stigmatisierung. Ein Mittel zur Eindämmung dieser Pandemie wäre daher auf vielen Ebenen ein Segen.

Wir sollten Medikamenten zur Behandlung der Adipositas kritisch, aber offen gegenüberstehen, wenn sie auch nur ein wenig dazu beitragen können, diese überwältigende Zahl an betroffenen Menschen mit Übergewicht, Adipositas und Diabetes zu verringern. Wenn es möglich ist, diese Krankheit zu behandeln und Menschen dabei zu helfen, ein gesünderes Leben zu führen, sollten wir alles in unserer Macht Stehende tun, um das zu erreichen. Und zumindest aus meiner Sicht sollten wir auch den Respekt aufbringen, diese neuen Medikamente als das zu bezeichnen, was sie sind: Meilensteine.

Mit GLP-1-Analoga, der sogenannten Fett-weg-Spritze, auch bekannt unter dem Markennamen Ozempic– auf das ich im weiteren Verlauf des Buches noch intensiv eingehen werde –, gelingt eine Wende in der Medizin und eine Wende im Hinblick auf die Gesundheit der Menschheit.

Das Ende von Scham und Schuld

Sagen wir so: Gerade findet vor unseren Augen eine Revolution in der Adipositastherapie statt, vergleichbar mit der Entdeckung des Penizillin oder der Entwicklung des ersten Herzkatheters. So etwas wie diese Spritze hat es vorher nicht gegeben. Es gibt ein Vorher und ein Nachher. Und nach mehr als 1000 Patientinnen und Patienten, denen ich die Spritze verschrieben habe, kann ich sagen: Die Wirkung ist immens. Vor allem bei denjenigen, für die Abnehmen ein Lebensthema ist, die schon alles probiert haben, die verzweifelt sind. Für sie bedeutet die Spritze das Ende von Scham, das Ende eines langen Leidens.

Für mich reiht sich die Spritze in die lange Liste der medizinischen Innovationen ein. Es gibt zahlreiche Beispiele für Meilensteine in der Medizin, für neue Impfungen und neue Wirkstoffe, die unser Verständnis von Krankheiten und die Entwicklung von Therapien und Technologien revolutioniert haben.

Hier sind einige Beispiele:
• **Krebstherapien:** In den letzten Jahrzehnten wurden erhebliche Fortschritte bei der Behandlung von Krebs erzielt. Die Entwicklung von Chemotherapie, Strahlentherapie und zielgerichteten Therapien hat dazu beigetragen, die Überlebensrate von Krebspatienten zu erhöhen. Immuntherapie und CAR-T-Zell-Therapie (CAR steht für chimärer Antigenrezeptor) sind ebenfalls vielversprechende Ansätze, die das Potenzial haben, das Überleben von Krebspatienten weiter zu verbessern.

- **Antikörpertherapien** in der Rheumatologie: Antikörpertherapien haben eine wichtige Rolle in der Behandlung von Autoimmunerkrankungen wie rheumatoider Arthritis und Psoriasis gespielt. Biologika wie TNF-Hemmer, IL-6-Hemmer und B-Zell-Depletionsmittel haben die Symptome von Patienten verbessert und ihnen geholfen, ein normales Leben zu führen.
- **Herzschrittmacher:** Herzschrittmacher wurden erstmals in den 1950er-Jahren entwickelt und haben seitdem Millionen von Menschen mit Herzrhythmusstörungen geholfen. Durch elektrische Impulse regulieren sie den Herzrhythmus und verhindern gefährliche Herzrhythmusstörungen, die zu einem plötzlichen Herztod führen können.
- **Blutverdünnung:** Blutverdünnungsmittel wie Aspirin und Warfarin werden seit den 1940er-Jahren eingesetzt, um Blutgerinnsel zu verhindern. Neuere Blutverdünner wie Apixaban haben noch weniger Nebenwirkungen und bieten eine bessere Wirksamkeit bei der Prävention von Schlaganfällen und Blutgerinnseln.

Diese Beispiele sind nur ein Bruchteil der vielen Meilensteine in der Medizin, die unser Leben verbessert haben – und die die Menschheit auf eine neue Stufe gebracht haben. Es ist immer wieder faszinierend, wie Wissenschaftler und Mediziner ihr Können in den Dienst der Forschung stellen, wie sie sich nicht mit dem Status quo zufriedengeben, sondern daran glauben, die Gesundheit der Menschen zu verbessern. Durch kontinuierliche Forschung und Innovation werden wir hoffentlich weiterhin Fortschritte in der Medizin erzielen und die Lebensqualität von Patienten weltweit verbessern.

Die zweite Chance im Leben

Die Spritze ist das Effektivste, was ich jemals im Zusammenhang mit Gewichtsreduktion eingesetzt habe. Und sie hat einen grandiosen Nebeneffekt: Das Leben verlängert sich. Wer abnimmt, senkt Krankheitsrisiken – zumal viele Krankheiten des Alterns auf Übergewicht zurückzuführen sind, bis hin zu Demenzerkrankungen. Wer abnimmt, wird aktiver. Wer abnimmt, ist wieder Teil des Lebens und hat die Chance, noch mal durchzustarten. Dank einer Spritze.

Wie gesagt, ich halte GLP-1-Analoga für eine Revolution. Vor allem, weil sie tatsächliche Erfolge beim Abnehmen erzielen. Im Gegensatz zu Tausenden von Diäten, im Gegensatz zu Sport und Coachings, im Gegensatz zu Ernährungsplänen. Doch diese Erfolge haben auch Misstrauen geweckt. Weil Prominente wie eben beispielsweise Elon Musk die Spritze nutzen und sichtbar abgenommen haben, weil auf Social-Media-Kanälen wie TikTok oder Instagram viele die Spritze preisen, hat die Kritik zugenommen. Zumal Ozempic, das auf dem Wirkstoff Semaglutid basiert, hilft, den Blutzucker zu senken, und deshalb vor allem in der Behandlung von Diabetespatienten eingesetzt wird – und wegen des Hypes fehlte Semaglutid plötzlich bei der Diabetesbehandlung. Und dass Diabetesmedikamente auch bei der Behandlung von Adipositas wirksam sind, ist naheliegend.

Aber im Gegensatz zu anderen Diabetesmedikamenten wirkt Semaglutid nicht nur an der Bauchspeicheldrüse, wo die Hormone Insulin und Glukagon freigesetzt werden, sondern auch im Magen, indem es die Magenentleerung verzögert. Das führt zu einem längeren Sättigungsgefühl.

Es wirkt – und das ist entscheidend – auch im Gehirn, indem es das Hungergefühl senkt und das Sättigungsgefühl steigert. Darin lag von Anfang an auch das Potenzial zur Bekämpfung von Adipositas. Mit Ozempic oder dem höher dosierten Wegovy kann man rasch

10 bis 15 Prozent seines Gewichts verlieren. Riskant ist es sicher bei Menschen mit Normalgewicht, die zu schnell zu viel abnehmen wollen, da muss man sehr vorsichtig sein. Denn das muss immer klar sein: Die Spritze ist nicht in erster Linie ein Lifestyleprodukt, sondern ein Medikament, um chronisch übergewichtigen und damit stark gefährdeten Menschen Hilfe zu verschaffen.

Essen ist nicht »ekelhaft«

Auf mögliche Nebenwirkungen und auch auf Exit-Strategien werde ich gleich eingehen. Was ich an dieser Stelle aber bereits sagen kann: Bei den mehr als 1000 Patientinnen und Patienten, die ich bereits indikationsgerecht mit GLP-1-Analoga behandelt habe, habe ich keine gravierenden Nebenwirkungen erlebt. Ja, sie berichteten von Begleiterscheinungen, beispielsweise von Übelkeit – aber beispielsweise das Gerücht, GLP-1-Analoga würden dafür sorgen, dass man »Essen als ekelhaft« empfindet, was in Onlineforen häufig zu lesen ist, kann ich deutlich entkräften. Keiner der Patienten, mich eingeschlossen, ekelt sich vor Essen. Was alle eint: Sie essen deutlich weniger.

Um es noch mal auf den Punkt zu bringen: Wer übergewichtig oder stark übergewichtig ist, wer wirklich schon alles versucht hat und mit konservativen Maßnahmen nicht weitergekommen ist, profitiert von GLP-1-Analoga. Und im Kampf gegen Adipositas ist es tatsächlich ein sehr wirksames Mittel.

Wenn sich Reiche die Kilos wegspritzen ...

Das haben inzwischen viele für sich entdeckt. In den USA hat es – trotz Preisen von 900 bis 1300 US-Dollar pro Spritze – einen regelrechten Hype ausgelöst. Das hat eben dazu geführt, dass es zu

Lieferengpässen bei der Versorgung von Diabetikern gekommen ist. Der Hersteller der beiden Medikamente Ozempic und Wegovy, das dänische Pharmaunternehmen Novo Nordisk, konnte im Jahr 2022 die immens gestiegene Nachfrage nicht sofort bedienen. Weltweit gab es Kritik, man befürchtete, Diabetespatienten liefen Gefahr, nicht mehr behandelt werden zu können. Der Tenor war: Weil ein paar Reiche sich die Kilos wegspritzen, müssen Schwerkranke leiden. Das hat aber natürlich nie so gestimmt.

Das einzige Medikament

Ich kann dazu nur sagen: Für Diabetespatienten gibt es eine ganze Reihe sehr hilfreicher und wirksamer Medikamente. Für Adipositaspatienten tatsächlich nur eines: Ozempic beziehungsweise das höher dosierte Wegovy – beide mit dem Wirkstoff Semaglutid. Die Lage auf dem Markt ist weiterhin angespannt, Lieferengpässe stellen Ärzte, Apotheker und Patienten immer wieder vor eine Herausforderung, obwohl das Medikament nun auch in Europa zugelassen ist, aber eben als verschreibungspflichtiges Medikament.

Während es in den USA auch in den TV-Sendern breit beworben wird und während wir auch beobachten, dass Länder wie China, Indien oder die Vereinigten Arabischen Emirate inzwischen auf den Zug aufspringen, gilt hier in Europa immer noch: Spritze ja, aber das Ganze eben auch verbinden mit einer Anpassung des Lebensstils. Dagegen ist auch nichts einzuwenden. Auf der anderen Seite sollten wir uns die Chance nicht entgehen lassen, erstmals wirkungsvoll Übergewicht und Fettleibigkeit zu bekämpfen.

Denn die Spritze wirkt. Sie funktioniert schnell, vor allem auch bei denjenigen, die erst in den vergangenen Jahren, beispielsweise während der Coronazeit, an Gewicht zugelegt haben. Da gibt es rasche Resultate. Bei 60-jährigen Patienten hingegen, die seit ihrem 16. Lebensjahr mit Übergewicht zu kämpfen haben, kann es etwas dauern.

Dieses Gefühl, wenn einen die Kilos verlassen

In der Regel setzt aber ein erster Effekt nach acht Wochen ein, nach zwölf Wochen haben die Patienten in der Regel bereits zehn Prozent ihres Gewichts verloren, nach 20 Wochen sind es dann 15 Prozent. In der Regel umfasst eine erste Kur mit der Spritze einen Zeitraum von vier bis fünf Monaten. Dann sind aber bereits deutliche Resultate zu sehen beziehungsweise es ist dann eben deutlich weniger von den Patienten zu sehen. Das war bei mir nicht anders. Denn, wie gesagt, bevor ich die Spritze meinen Patientinnen und Patienten empfohlen habe, hatte ich es erst bei mir selbst getestet. Der Erfolg war enorm.

Dieses Gefühl, wenn einen die Kilos verlassen, wenn man sich leichter fühlt, wenn die Hosen nicht mehr spannen, wenn man sich leistungsfähiger, vitaler fühlt, das macht was mit einem. Es bringt den Optimismus ins Leben zurück. Vor allem kann ich seitdem mein Gewicht regulieren. Das ist das, was mir – wie auch vielen Patienten – eben nach Diäten nicht gelungen ist: das Gewicht zu halten.

Was aber steckt nun genau hinter dieser Wunderspritze? In seiner eigentlichen Bestimmung ist Ozempic ein Medikament, das zur Behandlung von Typ-2-Diabetes sowie zur Körpergewichtsreduktion eingesetzt wird. Es enthält wie schon gesagt den Wirkstoff Semaglutid, der den Blutzucker reguliert, indem er das Sättigungsgefühl fördert und die Insulinproduktion anregt. Während Ozempic eine wirksame Behandlungsoption für Diabetes sowie zur Körpergewichtsreduktion ist, kann es jedoch auch einige Nebenwirkungen haben.

Die Nebenwirkungen

Eine der häufigsten Nebenwirkungen von Semaglutid ist Übelkeit. Viele Patienten klagen über ein unangenehmes Gefühl im Magen, wenn sie das Medikament anwenden. Dieses Gefühl kann normalerweise innerhalb von ein paar Tagen oder Wochen abklingen, wenn sich der Körper an das Medikament gewöhnt hat.

Eine weitere bekannte Nebenwirkung von Semaglutid ist Durchfall. Einige Patienten berichten von weichem Stuhl oder häufigen Toilettengängen, die das tägliche Leben beeinträchtigen können. Dies ist jedoch normalerweise vorübergehend und bessert sich im Laufe der Zeit. Wenn sich der Durchfall jedoch verschlimmert oder länger als ein paar Tage anhält, sollten Patienten ihren Arzt aufsuchen.

Erbrechen ist eine seltene, aber mögliche Nebenwirkung von Semaglutid. Einige Patienten berichten von Übelkeit, die zu Erbrechen führt. Bei über mehr als 1000 Patienten, die ich mittlerweile mit Semaglutid behandelt habe, habe ich tatsächlich Erbrechen bei knapp einer Handvoll erlebt.

Manchmal haben Nebenwirkung auch andere Gründe

Eine Situation habe ich eindrücklich in Erinnerung behalten. Ein Patient litt, eigenen Angaben zufolge, nach der Einnahme von GLP-1-Analoga an schwerer Übelkeit. Doch als wir gemeinsam seine Abendgestaltung beleuchteten, schienen die Nebenwirkungen der Spritze eher marginal. Es war in der Vorweihnachtszeit. Die Zeit ist geprägt durch viele Treffen mit Freunden, Familien und Betriebsfeiern – und natürlich durch eine Vielzahl an Essgelegenheiten. Und ebenjener Patient, Abteilungsleiter in einer großen IT-Firma, war mit seiner Abteilung gemeinsam zum Weihnachtsessen in einem italienischen Restaurant verabredet. Das Abendessen begann bereits um 17 Uhr, es gab ein gehaltvolles Drei-Gänge-Menü, er trank zwei Gläser Rotwein – und war dann wieder gefordert. Weil er recht gute Kontakte zu einer anderen Abteilung der Firma pflegte, war er auch da zum Essen eingeladen. Also ging er um 21 Uhr, quasi als Nachzügler, zur nächsten Weihnachtsfeier, diesmal in einem indischen Restaurant. Wieder wurde ein Drei-Gänge-Menü serviert. Bei der Hauptmahlzeit musste mein Patient zwar passen, aber das gute Essen wollte er nicht wegwerfen lassen, sondern ließ es sich einpacken. Auch beim Inder trank er Alkohol, feierte auch dort mit den Kollegen und ging dann nach Hause, um sich gegen Mitternacht über die mitgebrachte indische Hauptspeise herzumachen. Kurz und gut: ein vollendeter vorweihnachtlicher Genuss – bis gegen vier Uhr morgens. Statt sich auszuschlafen, wachte er auf, mit Übelkeit und Erbrechen, es ging ihm richtig dreckig.

Morgens, Punkt acht Uhr, bekam ich mit Praxisöffnung einen besorgten Anruf des Patienten. Er beschwerte sich bitterlich über die fürchterlichen Nebenwirkungen des Präparats. Wenn er »gewusst hätte«, was ich ihm da als Fett-weg-Mittel verschrieben habe ... und so weiter. Jedenfalls war eine ausführliche Anamnese des Vorabends erforderlich, außerdem musste ich ihn aufklären, dass in seinem Fall die Übelkeit nicht zwangsläufig mit GLP-1-Analoga in Verbindung stand, sondern eher mit seiner indisch-italienischen Vorweihnachtsbescherung im Bauch. GLP-1-Analoga verzögern die natürliche Magenentleerung. Er setzte es nicht ab und wendete es weiter sehr erfolgreich an, mehrere Drei-Gänge-Menüs an einem Abend sind bei ihm nun auch endgültig aus der Mode gekommen.

Auch wenn diese »Nebenwirkung« offensichtlich indirekt mit dem Medikament zu tun hatte, so habe ich erlebt, dass die Patienten sehr schnell mit den Stärken und Schwächen dieses Präparates umzugehen lernen. Wir sind natürlich als Menschen darauf gepolt, das gute Essen nicht einfach links liegen zu lassen. Wer weiß, wann wir die nächste Mahlzeit bekommen? Schließlich ist unsere gesamte Biologie auf einen

Hungerstoffwechsel und auf ein Überleben in einer Zeit eingestellt, in der Essen Mangelware war. Aber genau deshalb wenden wir ja die Spritze an.

Bauchschmerzen können als Nebenwirkung von GLP-1-Analoga auftreten. Dies kann ein allgemeines Gefühl von Unwohlsein im Magen sein oder Schmerzen in bestimmten Bereichen des Bauches verursachen.

Verstopfung ist eine weitere mögliche Nebenwirkung von GLP-1-Analoga. Einige Patienten berichten von Schwierigkeiten beim Stuhlgang oder einem Gefühl der unvollständigen Darmentleerung nach dem Stuhlgang. Dies kann jedoch normalerweise durch eine ausreichende Flüssigkeitsaufnahme und ballaststoffreiche Ernährung gelindert werden. Prinzipiell führt die Applikation von GLP-1-Analoga zu einer Verzögerung der Magenentleerung und zu einer insgesamten Verlangsamung der Magen-Darm-Passage. Wir kennen dieses Phänomen, wenn die Patienten zur Magenspiegelung geschickt werden. Normalerweise reicht es, wenn die Patienten morgens nüchtern zur Magenspiegelung gehen. Der Magen ist dann typischerweise leer. Tatsächlich kann es sein, dass bei mit GLP-1-Analoga behandelten Patienten der Magen immer noch Speisereste aufweist.

Kopfschmerzen können ebenfalls als Nebenwirkung dieser Wirkstoffklasse auftreten. Einige Patienten berichten von leichten bis mittelschweren Kopfschmerzen, die normalerweise vorübergehend sind und von selbst abklingen.

Etwa 10 bis 15 Prozent der Patienten berichten über eine **Erhöhung der Ruheherzfrequenz** um fünf bis zehn Schläge pro Minute. Aus kardiologischer Sicht ist dies völlig bedenkenlos. In aller Regel ist es wichtig, die Patienten über die Harmlosigkeit zu informieren und auf eine ausreichende Flüssigkeitszufuhr hinzuweisen. Interessanterweise hatte sich in den Studien gezeigt, dass auch in der

Placebogruppe im Vergleich zu Semaglutid die Herzfrequenz bei einigen Patienten gestiegen war.

Nicht alle Patienten erleben Nebenwirkungen von GLP-1-Analoga. Die meisten Nebenwirkungen sind mild, in der Regel verschwinden sie von selbst. Wenn jedoch schwere oder lang anhaltende Nebenwirkungen auftreten, sollten Patienten sofort einen Arzt aufsuchen. In seltenen Fällen kann Semaglutid allergische Reaktionen oder schwerwiegendere Nebenwirkungen wie Bauchspeicheldrüsenentzündung (Pankreatitis) verursachen. Immer wieder tauchen Diskussionen über mögliche bösartige Erkrankungen wie beispielsweise der Bauchspeicheldrüse oder der Schilddrüse auf. Dieses hat sich in den Langzeitstudien erfreulicherweise nicht bestätigen lassen. Insgesamt ist davon auszugehen, dass Semaglutid ein sehr sicheres und zuverlässiges Präparat ist.

Insbesondere scheinen das Alter, die Nierenfunktion, die Leberfunktion, das Geschlecht und die ethnische Zugehörigkeit keinen Einfluss auf die Wirksamkeit, Dosierung und Sicherheit des Medikaments zu haben. Es gibt nicht viele Medikamente in der modernen Medizin, die über ein solches Sicherheitsprofil verfügen. Auch im Hinblick auf die Tatsache, dass die Wirkstoffklasse der GLP-1-Analoga seit fast 15 Jahren auf dem Markt ist und die Medikamente millionenfach angewendet worden sind, lässt diese Wirkstoffklasse zu einer sicheren und im Nebenwirkungsprofil gut bekannten Wirkstoffklasse werden.

Im Hinblick auf Fettleibigkeit und warum wir es als medizinische Herausforderung betrachten, muss natürlich klargestellt werden: Es ist eine Krankheit. Adipositas ist eine Krankheit, ein Leiden. Es ist keine Nachlässigkeit der Betroffenen, sie sind auch nicht selbst schuld an ihrem Leiden, es liegt nicht an ihrer Passivität oder ihrer vermeintlichen Faulheit. Es ist eine Krankheit. Und für diese Krankheit ist nun eine sehr wirkungsvolle Therapie auf dem Markt.

»Das brauch ich, um runterzukommen«

Tatsache ist: Diese Krankheit kann uns alle treffen. Für Menschen ab 50 Jahren entwickelt sich das Zuviel an Gewicht zu einer großen Gefahr. Da ist es endgültig kein Spaß mehr, zu viel auf den Rippen zu haben. Mit jedem Keks am Abend, mit jedem Bierchen nach dem Arbeitstag, mit jeder hastig gegessen Fast-Food-Mahlzeit beginnt die Abfahrt ins Verderben, um es mal dramatisch zu schildern. Viele dieser Dickmacher sehen wir als Stressregulatoren, weil der Alltag einen aufzehrt, weil man viel Verantwortung trägt, weil der Spagat aus Familie und Beruf irgendwie bewältigt werden muss, weil wir glauben, wir hätten ein Anrecht auf Ungesundes: »Das brauch ich, um runterzukommen.« Dabei fängt damit der Stress erst so richtig an.

Mit 50 ist dann sozusagen Judgement Day. Dann haben wir die Wahl: 10 bis 20 Kilo zu viel und irgendwie damit klarkommen – oder vielleicht doch Gewichtsreduktion, um besser und vor allem länger zu leben. Darum geht es mir. Als Kardiologe habe ich so viel schwer kranke Menschen gesehen, die so viel länger hätten leben können, wenn sie unter anderem auch ihr Gewicht in den Griff bekommen hätten. Deshalb will ich in meinem Buch zwei Schwerpunkte setzen.

Erstens: Warum es kein Makel ist, ein Medikament bei der Gewichtsreduktion einzusetzen.

Zweitens: Wie wir das Altern gut gestalten können. Wie gelingt es, die Krankheit »Altern« zu heilen – und warum ist dabei das Gewicht der entscheidende Faktor?

Also: Was ich als Meilenstein in der Medizin im Kampf gegen Übergewicht bezeichne, ist auch ein Meilenstein im Kampf gegen das Dahinsiechen.

VIII.
EIN MEILENSTEIN
IN DER MEDIZIN

Die Zeit ist reif, Übergewicht medikamentös zu behandeln

An den Tag erinnere ich mich noch genau. Es war der 6. April 1992, ein trüber Tag, der Frühling wollte nicht kommen, draußen schneite es sogar noch, es war kalt und ich fuhr mit der U-Bahn zu meiner ersten Medizinvorlesung an der Freien Universität Berlin. Endlich sollte ich Medizin studieren. Ich war gespannt, ich war aufgeregt, ich war glücklich. Es war das erste Semester, der erste Tag in meinem Studium – und dieser Tag begann mit einer Vorlesung in Physiologie. Vorne stand Prof. Karl Kirsch (1938–2022), Arzt und Physiologe, ein hagerer, charismatischer Mann, 1,90 Meter groß, sehr schlank, und bevor er begann, die Neulinge in die Grundlage der Physiologie einzuführen, stellte er uns die Frage: »Was ist das billigste Mittel zur Erhaltung der Volksgesundheit?« Er blickte fragend in die Runde. Es gab ein betretenes Schweigen. Keiner sagte etwas, wir waren alle neu, keiner wollte sich eine Blöße geben. Bevor man riskierte, was Falsches zu sagen, schwieg man lieber. Es entstand eine unangenehme Pause, bis Prof. Kirsch endlich das Wort ergriff: »Ich verrate es Ihnen.« Er blickte uns direkt an: »Es ist die Waage.«

Die Waage? Hä? Wir verstanden es nicht gleich, schauten uns fragend an. Weil er vermutlich schon häufig Erstsemester-Studenten mit dieser Frage konfrontiert hatte, klärte er uns auf und sagte, wie entscheidend die Kontrolle des Gewichts ist, wie sehr die Gesundheit davon abhängt, wie viel man wiegt. Mich überzeugte das damals nicht so ganz. Die Waage?! Ich wollte Medizin studieren, tief einsteigen in Präzision, in Medikation und die perfekte Beherrschung der Heilkunst. Ich wollte Menschen helfen! Und statt uns in die hohe Kunst des Heilens einzuführen, kam der Professor in der ersten Vorlesung mit: der Waage. Ich war schon ein bisschen enttäuscht.

Heute, mehr als 30 Jahre später, weiß ich: Der Professor hatte recht, er hatte absolut recht. Alles steht und fällt mit der Waage. Doch das meiste, was Medizin und Ernährungsberatung in den vergangenen Jahrzehnten hervorgebracht haben, die ganzen Diäten, die vielen Ernährungspläne, das Punkte- und Kalorienzählen, die sportlichen Ziele, das stundenlange Joggen, das Gewichte-Stemmen, die Therapien – es führt zu vielem, aber oft eben nicht zur Gewichtsreduktion, oft nicht zu mehr Gesundheit. Tatsächlich befinden sich nicht wenige Menschen schon seit Jahren in einem nicht enden wollenden Stress, endlich abzunehmen. Stattdessen nehmen sie wieder zu und werden frustrierter und nehmen noch mehr zu. Und dann dreht sich alles wieder um die Waage.

Ich selbst will mich nicht ausnehmen. Auch ich habe mit den Jahren, mit Stress in Job und Familie Kilos zugelegt – bis, ja bis sich ein Silberstreif am Horizont zeigte: ein Medikament, das wirkungsvoll bei der Gewichtsabnahme ist, dessen Nebenwirkungen absolut im Rahmen bleiben und das inzwischen einen Siegeszug in der Welt antritt: Semaglutid, besser bekannt unter den bereits vorgestellten Handelsnamen Ozempic oder unter dem höher dosierten Wegovy. Mittlerweile sind auch noch andere GLP-1-Analoga von anderen Firmen zugelassen und weitere befinden sich in Phase-III-Studien kurz vor der Zulassung.

Als im März 2023 die Oscars in Los Angeles verliehen wurden, begrüßte Moderator Jimmy Kimmel das Publikum zu Beginn mit den Worten:»Sie sehen alle fantastisch aus. Wenn ich mich hier so umschaue, frage ich mich, ob ich nicht auch endlich Ozempic nutzen sollte.« Doch Ozempic oder das noch wirkungsvollere Wegovy wird nicht nur in Hollywood als Schlankmacher-Wunderdroge gehandelt. Unter dem Hashtag Ozempic finden sich allein bei TikTok über drei Millionen Videoclips (Stand: März 2023) von Menschen, die ihre regelmäßige Semaglutid-Spritze nutzen und über Abnehmerfolge schwärmen.

Das vom dänischen Pharmakonzern Novo Nordisk hergestellte Medikament ist ein in den USA und Europa zugelassenes Medikament für die Behandlung der sogenannten Altersdiabetes in Spritzenform. Es fördert die Freisetzung von Insulin im Körper und sorgt dafür, dass man sich schnell richtig satt fühlt, keine Heißhungerattacken bekommt und weniger isst. Die Erfolge sind wie schon beschrieben beeindruckend, was vor allem stark übergewichtigen Menschen und vor allem Diabetespatienten hilft. Die Gefahr liegt nun darin, dass es sich zu einem Lifestyleprodukt entwickelt und dass es – statt nur bei Diabetes, Fettleibigkeit beziehungsweise Adipositas eingesetzt zu werden – inzwischen auch Menschen nutzen, die nur ein paar Kilos runterbekommen wollen. Wer nur fünf Kilo weniger wiegen will, damit er in eine neue Hose passt, sollte eigentlich nicht die Zielgruppe der Behandlung sein. Und darin liegt wirklich eine Gefahr: in der Verfügbarkeit eines Wundermittels gegen Übergewicht. Dass die Spritze reguliert, was ich eigentlich mit ein bisschen Disziplin auch schaffen könnte.

Diese Gefahr sehe ich auch, doch man muss auch ganz klar sagen: Die Chancen überwiegen. Das weiß ich aus meiner täglichen Arbeit mit übergewichtigen und zum Teil schwer herzkranken Menschen. Die Spritze ist effektiv wie keine Methode zuvor. In Deutschland war ich einer der Ersten, die Patienten indikationsgerecht mit GLP-1-Analoga behandelt haben – und ich habe dutzendfach erlebt, wie damit erfolgreich gefährliches Übergewicht bekämpft wurde. Inzwischen habe ich Tausende Menschen – und auch mich selbst – damit behandelt. Inzwischen haben eine Reihe von Menschen, auch aus meinem engsten Umfeld, von diesem Wirkstoff profitiert. Vor allem an eine Patientin kann ich mich noch sehr gut erinnern.

Eine heikle Situation – Übergewicht in der Pubertät

Wir waren zu Besuch bei unseren Nachbarn. Sie hatten eine pubertierende Tochter und sie hatten uns vorab signalisiert, dass das Mädchen Gewichtsprobleme habe, dass sie etwas leide. Tatsächlich saß sie traurig am Tisch, als wir ankamen. Sie hatte eine riesige, ausgedruckte Excel-Tabelle vor sich liegen und wusste nicht weiter. Sie war gerade von einem Auslandsjahr zurückgekommen, war 15 Jahre alt und fühlte sich nicht wohl. Ja, sie hatte ein paar Kilo zu viel auf den Rippen, das sah man sofort. Sie war nicht wirklich dick, aber doch so übergewichtig, dass es sie belastete. Die Eltern hatten uns berichtet, dass ihr Gewicht in der Schule durchaus ein Thema war, die anderen Schülerinnen tuschelten hinter ihrem Rücken. Mobbing war es noch nicht, es fehlte aber nicht viel. Für ein Mädchen in der Pubertät eine heikle Situation. In dieser Phase werden Essstörungen entwickelt.

Eine Woche zuvor hatte sie einen Termin bei einer Ernährungsberaterin und diese hatte ihr die Excel-Tabelle mitgegeben, berichtete ihre Mutter. Fein säuberlich war darauf notiert, was die Tochter essen sollte, jeweils mit den exakten Mengenangaben. Über einen Zeitraum von zwei Wochen war detailliert vorgegeben, was sie zu sich nehmen sollte, haarklein, ausführlich – und kaum zu schaffen. Statt einer Befreiung war es für sie eine Belastung geworden. Wie sollte sie sich jemals in dieser Tabelle zurechtfinden? Wie sollte sie es überhaupt schaffen, das ganze Essen in der richtigen Dosis zuzubereiten? Und welche Disziplin müsste sie aufbringen, um diese Tabelle präzise abzuarbeiten? Was man sicher sagen konnte: Sie stand unter Stress. Zu ihrem Stress mit ihrem Gewicht gesellte sich nun der Stress mit dem Abnehmen. Wer schon mal ähnliche Pläne vor sich liegen hatte, weiß, wovon ich rede.

»Echt, das gibt es?«

Ich hatte zu dieser Zeit in meiner Kardiologiepraxis in Berlin mit einem neuen Mittel gute Erfahrungen gemacht. Es handelte sich um eine Hormonspritze, die das Gehirn in Schach hält – und uns dazu bringt, weniger zu essen. Nachdem mich eine Patientin darauf aufmerksam gemacht hatte, fing ich damals an, die Spritze behutsam zu testen. Mal bei Patienten, aber auch bei mir selbst. Und die Spritze hatte eine erstaunliche Wirkung: Ich verlor schnell Gewicht, fühlte mich frischer, gelenkiger – und ja, auch jünger. Meine Frau testete die Spritze ebenfalls, auch bei ihr dieselbe Wirkung. Die Spritze führte nach wenigen Wochen zu Gewichtsverlust und die Risiken schienen überschaubar, nein: Sie sind überschaubar.

Ich sah die Tochter meiner Nachbarn an, ich sah ihren Vater und ihre Mutter an, und jeder Vater weiß, wie schwer es einem fällt, seine Kinder leiden zu sehen. Ich sagte zu ihr: »Was würdest du sagen, wenn es eine Spritze gäbe, die einem hilft, abzunehmen, einfach einen Piks und danach verlierst du die Kilos.«

»Na ja, das wäre ein Traum, aber so was gibt es doch nicht«, sagte sie.

Ich schwieg kurz. »Doch«, erwiderte ich, »die gibt es und ich habe sie selbst benutzt.«

Sie blickte auf, ihre Augen begannen zu leuchten. Sie hatte einen völlig anderen Gesichtsausdruck, zuvor betrübt, in sich gekehrt, traurig – nun hellte sich ihr ganzes Gesicht auf. »Echt, Engin, das gibt es?«

Für das Mädchen begann damals eine neue Zeit. Ich gab ihr die Spritze, in den USA war sie für Kinder ab zwölf Jahren zugelassen.

Natürlich mussten wir behutsam vorgehen, sie war im Wachstum, so etwas wie eine Essstörung durften wir auf keinen Fall riskieren. Doch die Sorge war unbegründet. Nach wenigen Wochen verlor sie ihre Kilos, war schlank, gut aussehend, fühlte sich wohl in ihrem Körper und wir konnten wirklich beobachten, wie sie selbstbewusster wurde, ja wie sie aufblühte – und wie sie seitdem, das ist nun vier Jahre her, kein Problem mit ihrem Gewicht hat.

Jeder sieht es

Was ich bei der Tochter unserer Nachbarn erlebt habe, das habe ich inzwischen auch bei sehr vielen anderen, bei mehr als 1000 Patientinnen und Patienten erlebt: dieses Aufblühen. Wer Gewicht verliert, wer endlich, endlich Gewicht verliert, verliert auch etwas, das ihn sein Leben lang seelisch belastet hat. Viele Patientinnen und Patienten liefen gedrückt und meist tief verunsichert durchs Leben. Oft sind es wie bereits gesagt Menschen, die voll im Beruf stehen, die Familie und Job wuppen, die sehr erfolgreich sind, die Führungsverantwortung tragen, die wichtige Entscheidungen treffen, die aber diesen einen Makel haben: Übergewicht. Das lässt sich nicht kaschieren. Wenn man zu viel wiegt, sieht das jeder. Der Bauch, die dicken Beine, das entgeht einem nicht. Und dann bekommen sie die Spritze, dieses neue Medikament, und sie blühen auf. Das habe ich nun mehr als tausendmal erlebt.

Wenn sie wieder in meine Praxis kommen, dann haben sie dieses Strahlen im Gesicht. Ihr Gang ist ein anderer, sie gehen aufrechter, selbstbewusster. Sie wirken anziehender und souveräner. Sie tragen neue Kleidung oder tragen Sachen, die jahrelang im Schrank lagen, weil sie nicht mehr gepasst hatten. Sie sind glücklich und sie sind dankbar. Ich arbeite schon sehr lange als Kardiologe, aber noch nie hat sich bei mir jemand bedankt, wenn ich ihm ein Mittel gegeben habe, um seinen Blutdruck oder Cholesterin zu senken. Aber wenn

Menschen vor mir sitzen, die endlich ihr Wunschgewicht haben, dann strahlen sie vor Dankbarkeit und sagen, wie sehr sie dieses neue Leben genießen. Für viele bedeutet es tatsächlich eine zweite Chance im Leben. Bei vielen, vor allem bei jenen über 50 oder 60, wäre es direkt weiter abwärts gegangen: zu viel Gewicht, steigendes Risiko von Schlaganfall und Herzinfarkt, Sport und Bewegung sind nicht mehr möglich, es wächst der Frust, weitere Gewichtszunahme, Atemnot als ständiger Begleiter, jede Treppe eine Herausforderung, ein immens steigendes Risiko für Zivilisationskrankheiten – und so weiter. Die Wendeltreppe abwärts. Als Kardiologe bin ich seit Jahrzehnten Zeuge dieses Abstiegs. Und ich kann Ihnen versichern: Das geht selten gut aus. Vor allem aber: Übergewicht ist nicht nur ein Risikofaktor, Übergewicht ist auch eine Bürde, unter der Menschen oft schon ihr ganzes Leben leiden. Wie eine weitere Patientin, an die ich mich noch sehr gut erinnern kann.

Das Lebensthema

Die Frau saß weinend vor mir. Sie war damals 64 Jahre alt und es waren keine Tränen der Trauer, es war pure Erleichterung. Ein jahrzehntelanger Schmerz fiel von ihr ab. Wobei es weniger ein Schmerz war, es war Scham. Endlich musste sie sich nicht mehr schämen – wegen ihres Gewichts. Sie hatte Übergewicht, ihr Leben lang. Für sie eine Bürde, die Kilos, die sie mit sich herumschleppte. Sie hatte zahlreiche Diäten ausprobiert, sie hatte Kalorien gezählt, intervallgefastet, nur Obst, nur Gemüse, mal das Frühstück gecancelt. Mal verlor sie ein paar Kilo, doch wenige Monate später waren sie wieder drauf. Ein demotivierender Kreislauf. Ein Lebensthema – und leider ein sichtbares Thema. Denn das ist das Dilemma: Übergewicht kann man nicht verstecken. Man sieht es. Man sieht den Bauch, man sieht die rundlichen Arme, man sieht, wie eng die Kleidung sitzt.

Man kann es nicht übersehen. Alle sehen es. Wer dick ist, glaubt, alle anderen nähmen nur diesen Makel war. Und das zermürbt. Wie es auch zermürbt, mit Übergewicht zu leben. Denn es liegt eben auch immer ein gesundheitliches Risiko im Übergewicht; die Chance, wirklich alt zu werden, sinkt mit jedem Kilo. Das Herz, die Arterien, alles ist in Gefahr, der Schlaganfall eine reale Gefahr. Das wurde auch meiner Patientin bewusst.

Sie kam zu mir. Sie hatte Herzprobleme, Bluthochdruck, ein erhöhtes Schlaganfallrisiko. Letztendlich ließ sich das meiste auf eine Tatsache zurückführen: auf ihr Übergewicht. Für eine weitere Diät hatte sie keine Kraft, es fehlte ihr auch die Zuversicht. Sie fühlte sich schuldig, es nie geschafft zu haben, abzunehmen. Sie schämte sich und hatte ihr Leben lang gelitten.

Sich nicht mehr schuldig fühlen

Ich erzählte ihr von den neuen Möglichkeiten, von Medikamenten, die das Gehirn austricksen, von der Spritze. Sie war zunächst skeptisch, ein Medikament, das noch zu wenig erforscht ist, »Pillen gegen Dicksein«, das klang in ihren Ohren zunächst wie Scharlatanerie. Eine »Wunderspritze« – für sie hörte sich das an wie eine halbseidene Werbeanzeige in einer Frauenzeitschrift. Doch sie ließ sich überzeugen. Ich erklärte ihr die Spritze, wie sie wirkte, dass es kaum Risiken gab, dass sie in den USA schon sehr gut erforscht sei. Und letztendlich sah sie nach den vielen Jahren auch kaum mehr eine andere Chance. Und so testeten wir gemeinsam die Spritze.

Der Effekt stellte sich nach einigen Wochen ein. Sie nahm ab, sie verlor Kilo um Kilo und begann, sich wohler zu fühlen. Für sie war es ein völlig neues Gefühl. Und als sie in meiner Praxis saß, kamen ihr die Tränen. Zum ersten Mal in ihrem Leben fühlte sie sich nicht mehr schuldig, zum ersten Mal fühlte sie sich wohl in ihrem Körper, im wahrsten Sinn des Wortes erleichtert. Für sie begann ein neues Leben. Oder besser gesagt: Es war der entscheidende Schritt, ihr Leben deutlich zu verlängern. Sie gehört damit zu einer Vielzahl an Menschen, die mit ihrem »dicken Ich« abgeschlossen haben. Dazu gehören inzwischen auch viele Prominente.

Der US-amerikanische Soapstar Kim Kardashian hat in letzter Zeit viel Gewicht verloren und konnte sogar in ein Kleid schlüpfen, das einst Marilyn Monroe getragen hatte. Obwohl Kardashian über ihre Diät und Sport gesprochen hat, spekulieren viele ihrer Fans, dass sie auch neue Medikamente eingenommen hat, die bei vielen Prominenten beliebt sind, um ihre schlanke Figur zu erhalten. Im Gegensatz dazu hat der berühmte Unternehmer Elon Musk offen zugegeben, dass ihm ein solches Medikament namens Wegovy (Semaglutid) geholfen hat, Gewicht zu verlieren. In den sozialen Medien gibt es viele Bilder von zufriedenen Patienten, die stolz Vorher-nachher-Fotos teilen, um zu zeigen, wie effektiv diese neuen Medikamente sind.

Die Welt wird dicker und dicker

Fettleibigkeit (Adipositas) ist ein weltweites Problem von erschreckendem Ausmaß. Laut der World Obesity Federation (WOF) werden 2023 rund 14 Prozent aller Menschen im Alter von über fünf Jahren fettleibig sein. 14 Prozent – das entspricht einem Anteil von rund 1,1 Milliarden Menschen. Weitere 1,6 Milliarden Menschen gelten bereits heute als übergewichtig, das sind 24 Prozent aller über Fünfjährigen weltweit. Die WOF geht davon aus, dass bis zum Jahr 2035 die Hälfte aller Menschen im Alter von über fünf Jahren, also rund vier Milliarden Menschen, übergewichtig oder fettleibig sein werden. Das ist eine alarmierende Entwicklung. Zumal Fettleibigkeit längst nicht nur ein Problem der reichen Nationen ist. Tatsächlich steigen die Gesundheitskosten in Zusammenhang mit Adipositas in ärmeren und mittleren Einkommensländern schneller als in wohlhabenden Nationen. Nach Schätzungen der WOF werden bis zum Jahr 2035 sogar 47 Prozent der Mexikaner sowie jeweils 46 Prozent der Iraner, Südafrikaner und Malaysier fettleibig sein, also nahezu die Hälfte der Bevölkerung. Hinzu kommt, dass die Länder steigende Gesundheitskosten verzeichnen werden, was auch dazu führen kann, dass das Wirtschaftswachstum ausgebremst wird. Mit anderen Worten: Fettleibigkeit ist nicht nur ein individuelles Problem, nach Lage der Dinge wird es zu einer immensen gesellschaftlichen und ökonomischen Herausforderung.

Womit wir beim Thema wären: Was tun gegen zu viel Gewicht?

Vor allem weil Übergewicht zu einer zentralen Herausforderung der Zukunft wird, wächst das Interesse an Behandlungsmethoden. Denn eine Behandlung, die dazu beitragen kann, die Gesundheit von Milliarden von Menschen zu verbessern, hat vor allem auch aus ökonomischen Gesichtspunkten Begehrlichkeiten geweckt. Man muss nur darauf schauen, wie begeistert sowohl Investoren als auch Analysten von den Aussichten des dänischen Pharmunternehmens Novo Nordisk sind, das Wegovy herstellt. Das Unternehmen wird, so die Schätzungen, 2023 allein in den USA bis zu vier Milliarden US-Dollar mit dem Verkauf des Medikaments erzielen. Novo Nordisk plant, das Medikament in den kommenden Monaten in vielen weiteren Ländern einzuführen. Der Aktienkurs des Unternehmens ist 2022 um 40 Prozent gestiegen und hat sich im Vergleich zu den beiden Jahren zuvor innerhalb kürzester Zeit verdoppelt. Auch deshalb sind die neuen Medikamente in aller Munde, versprechen sie doch einen Siegeszug in der Welt anzutreten. Und wenn viel Geld im Spiel ist, ist es umso wichtiger zu wissen, was dahintersteckt, was es für Auswirkungen hat – und wie jeder Einzelne klug damit umgehen kann, um sein Gewicht zu regulieren.

IX.
DIE FETT-WEG-
WUNDERSPRITZE

**Warum wir medizinische Lösungen
bei der Gewichtsreduktion in Betracht
ziehen sollten – oder sogar müssen**

Die Patientinnen und Patienten sitzen mit schlechtem Gewissen vor
mir. Sie werden von Schuldgefühlen geplagt. Sie haben das Gefühl,
wieder versagt zu haben. Es ist immer wieder schmerzhaft, zu erleben, wie Frauen und Männer leiden, weil ihnen die Gewichtsabnahme nicht gelungen ist. Und in der Sprechstunde sitzen sie dann
in sich zusammengesunken vor mir, wie Sünder, als hätten sie etwas
verbrochen. Dabei haben sie nicht versagt. Sie sind nicht schuld. Die
Diät hat versagt. Sie versagt meistens, Diäten funktionieren nicht.

Vor mir saßen Frauen, die geweint haben. Die mir unter Tränen
erzählt haben, sie hätten in acht Wochen sieben Kilo abgenommen
und nun sei alles wieder drauf. Seit Jahren erlebe ich diese Sitzungen.
Und es gelingt mir nur mühsam, die Patientinnen und Patienten wieder in ihrem Selbstbewusstsein zu stärken, ihnen klarzumachen,
dass es mit Diäten niemals funktionieren kann. Es war ein immer-
während er Kreislauf. Die Patienten haben zu viel Gewicht, das
schadet der Gesundheit. Das wissen sie, also beginnen sie eine Diät,
verzichten auf die »schlechten« Lebensmittel, nehmen unter viel zu-

sätzlichem Stress ab, und bald darauf sitzen sie wieder vor mir und fühlen sich schlecht. Ich sage ihnen:»Diäten können nicht funktionieren!«

Sie fragen mich:»Aber was dann?«

Lange Zeit hatte ich nicht wirklich eine überzeugende Antwort auf diese Frage.

Wahrscheinlich aus einer Frauenzeitschrift

Und dann brachte mir eine Patientin die Lösung in die Sprechstunde. Es war eine junge Frau, etwa 30 Jahre alt, sie hatte etwas Übergewicht und erzählte mir von einer Spritze. Sie habe gehört, diese Hormonspritze aus den USA helfe beim Abnehmen. Sie sagte zu mir:»Herr Osmanoglou, schreiben Sie mir mal ein Rezept dafür, die bekomme ich nicht einfach so.« Ich wusste nichts von dieser Spritze, hatte nie etwas gelesen, es schien mir auch suspekt. Was sollte das sein, eine Fett-weg-Spritze? Das klang unseriös. Im schlimmsten Fall ist es gefährlich. Als Mediziner denkt man ohnehin sofort an mögliche Nebenwirkungen. Wahrscheinlich hatte die Patientin irgendwas in einer Frauenzeitschrift gelesen und jetzt sollte ich dafür herhalten. Für mich klar: nichts für meine Praxis!

Sie ging also ohne Rezept. Und ich versprach ihr, mich mal in das Thema einzulesen. Was ich nicht tat.

Nach einiger Zeit kam sie wieder in meine Praxis. Sie hatte deutlich abgenommen. Sie sah sehr gut aus, sicher acht bis zehn Kilo leichter. Ich fragte sie, was sie gemacht habe. Ob sie viel Sport gemacht habe? Eine Diät? Sie sagte:»Ich war bei einem Kollegen von Ihnen, der hat mir das Rezept für die Spritze gegeben und sie wirkt.« Und wie sie wirkt, das war ihr anzusehen.

Nun war ich im wahrsten Sinne des Wortes angefixt. Ich dachte:»Mir reicht das, jetzt lese ich dazu alles, was ich finden kann.« Ich recherchierte quer durchs Internet, ließ mir Unterlagen kommen, beschäftigte mich ausführlich mit den Nebenwirkungen, die erstaunlich harmlos ausfielen.

Und dann begann ich, mit der Spritze zu arbeiten. Ich fing bei mir an. Ich kam schnell von 87 auf 80 Kilo runter, fühlte mich wohler. Dann verteilte ich sie in meiner Familie, im Freundeskreis. Und bei allen schlug sie an. Alle nahmen ab, alle fühlten sich besser. Alle, die bisher viele frustrierende Erfahrungen mit Diäten gemacht hatten, wurden schlanker und fühlten sich wohler. Ärztekollegen kamen vorbei, wollten sich auch »spritzen lassen«, einige aus dem Pflegepersonal aus meiner Klinik probierten es aus. Und es funktionierte, bei nahezu allen. Alle nahmen ab, zehn Kilo, 15 Kilo, alle verspürten innerhalb kurzer Zeit weniger Stress, fühlen sich jünger, agiler und aktiver. Und das hat sich wie ein Lauffeuer herumgesprochen. Aber wie genau kommt ein neues Medikament in eine Praxis? Wie überzeugt man Patient Zero? Und warum ist es für niedergelassene Ärzte so schwierig, neue Medikamente einzuführen?

Wie finden neue Medikamente den Weg in die Praxis?

In den letzten beiden Jahrzehnten hat sich in der modernen Medizin enorm etwas getan. Viele neue Therapieansätze sind etabliert worden. Viele Langzeitstudien zu relevanten Themen rund um Krebserkrankungen und Herz-Kreislauf-Medizin konnten abgeschlossen werden. Im Rahmen der Krebstherapie ist eine gezielte Antikörpertherapie etabliert worden. Natürlich gibt es noch die herkömmliche und gut bewährte Chemo- und die Strahlentherapie. Dennoch besteht ein ganz entscheidender Unterschied. Es besteht die zunehmende Möglichkeit der zielgerichteten Antikörpertherapie. Insbesondere in der Dermatologie ist die Behandlung des malignen Melanoms hier als positives Beispiel zu nennen wie auch gezielte Therapien hinsichtlich Virostatika. Bis vor noch gar nicht allzu langer Zeit galt Hepatitis C als chronische und nicht heilbare

Erkrankung. Mittlerweile scheint sie tatsächlich heilbar zu sein. Bei Hepatitis C handelt es sich um eine virusbedingte Leberentzündung, die durch direkten oder indirekten Blutkontakt übertragen werden kann.

Im Jahr 1989 wurde das Virus entdeckt und vorher als Hepatitis non-A/non-B beschrieben. Seither ist es als Hepatitis C bekannt. Die Hepatitis-C-Infektion kann mit erheblichen Folgeerkrankungen einhergehen. Rund ein Fünftel der Patienten entwickeln im Laufe von 20 bis 30 Jahren eine Leberzirrhose, eine schwerwiegende Lebererkrankung, die im weiteren Verlauf zu Leberversagen und zu einem vorzeitigen Tod führen kann. Auch das Risiko für die Entwicklung eines Leberzellkarzinoms ist statistisch signifikant erhöht. Seit dem Jahr 2014 ist eine gezielte innovative Therapie möglich. Die Heilungsraten liegen bei bis zu 99 Prozent, bei Therapiekosten, die sich auf 50 000 bis 100 000 Euro belaufen.

Auch an anderer Stelle sind moderne Medikamente zu nennen, die in den letzten Jahren in der modernen Medizin Einzug erhalten haben. Im Bereich der Kardiologie geht es hier um die sogenannten neuen Blutverdünner. Bisher wurden die Patienten unter anderem mit Marcumar behandelt. Tatsächlich handelt es sich dabei um ein Rattengift. Eine Überdosis kann eine tödliche innere Blutung auslösen. Kann, muss nicht. Wie sagte Paracelsus? Es gibt kein Gift, es ist alles eine Frage der Dosis. Doch Marcumar setzte vor allem die Kardiologinnen und Kardiologen unter Druck.

Wer will schon seine Patienten vergiften?

Regelmäßig mussten bei den Patienten die Blutwerte kontrolliert und die Dosis individuell angepasst werden – wer will schon seine Patienten vergiften? Die neuen Medikamente, die seit mittlerweile mehr als zehn Jahren auf dem Markt sind, weisen nun eine viel höhere therapeutische Breite auf. Engmaschige Blutkontrollen sind nicht mehr erforderlich und die relevanten Nebenwirkungen konnten gesenkt werden. Auch im Bereich der Herzinsuffizienztherapie haben sich in den letzten Jahren neue therapeutische Möglichkeiten etabliert. Diese sind verbunden mit einem längeren Leben und einer höheren Lebensqualität. Insbesondere konnte die Hospitalisierungsrate bei Herzinsuffizienz signifikant durch die neue Medizin gesenkt werden. Die Hospitalisierung aufgrund einer Herzinsuffizienz stellt nach wie vor eine der häufigsten Ursachen für die stationäre Aufnahme in den westlichen Industrienationen dar. Auch im Bereich der Diabetologie haben sich neue innovative Therapiemethoden etabliert.

Diese haben eine große Schnittmenge zum Bereich der Kardiologie. Mit anderen Worten: Bei den Diabetikern verbessert sich die diabetische Stoffwechsellage und das kardiovaskuläre Erkrankungsrisiko sinkt. Aufgrund der speziellen Wirkungsweise der Medikamente hat es dazu geführt, dass sich die Herzinsuffizienz der Herzpatienten auch unabhängig vom Diabetes verbessert. Eine Verbesserung der Nierenfunktion konnte ebenfalls erzielt werden. Hierbei handelt es sich um die Gruppe der SGLT-2-Hemmer. Viele dieser Medikamente sind in Studien langjährig erprobt und zur Zulassung gebracht worden.

Das sind alles sehr positive und Mut machende Entwicklungen. Im Grunde muss Medizin genau so sein – immer auf der Suche nach einer besseren Therapie, nach einem besseren Medikament. Aber die Frage ist eben, wie neue, zum Teil erstaunliche Medikamente den Weg zum Patienten finden. Das ist nicht so einfach. In den Kliniken ist es so, dass es eine etablierte Struktur vom Chefarzt zu Oberärzten, Fach- und Stationsärzten gibt. Es gibt regelmäßig Konferenzen und Fortbildungen. Bei den Strukturen der niedergelassenen Ärzte sieht es jedoch anders aus.

Der Alltag muss bewältigt werden

In der Regel ist der Arzt in der Praxis ein Einzelkämpfer. Im besten Fall besteht eine Gemeinschaftspraxis mit der Möglichkeit des täglichen kollegialen Austauschs. Dennoch ist es so, dass der niedergelassene Arzt nicht selten bis zu 100 Patienten pro Tag verarzten muss. Das nimmt Zeit und Energie in Anspruch, der Alltag muss schließlich bewältigt werden, und vor allem müssen auch die Vorgaben der Krankenkassen erfüllt werden.

Selbstverständlich bilden sich die niedergelassenen Kollegen fort. Dennoch ist es so, dass die neuen innovativen Medikamente zunächst einmal nur durch Drittinformationen erlernt werden, das heißt vom Hörensagen, ein Kollege hat es beispielsweise schon mal ausprobiert. Oder man liest eine Studie oder hört Vorträge zu den Themen. Doch das schafft zunächst nur »Awareness«. Entscheidend ist dann der Schritt, bis das neue Medikament verschrieben wird.

Der zögerliche Einsatz neuer Medikamente

Wie darf man sich nun den Aufwand vorstellen, bis ein einzelner Arzt etwas Neues in der Praxis anwendet, bis der erste Patient damit behandelt wird? An dieser Stelle stellen nicht nur Budgetprobleme eine Herausforderung dar, denn viele dieser neuen innovativen Medikamente sind, wie man sich vorstellen kann, mit hohen Kosten verbunden. Zudem ist es nicht auszuschließen, dass bei falscher Indikation oder einer falschen Anwendung der Arzt mitunter Jahre später in Regress genommen wird. Das stellt eine enorme wirtschaftliche Herausforderung dar, und auch deshalb werden neue Medikamente zunächst eher zögerlich eingesetzt.

Auf der anderen Seite gilt es als höchstes Gebot in der Medizin, immer zu helfen, niemals zu schaden. Was ist, wenn man die Wirkungsweise des neuen Medikaments noch nicht richtig verstanden hat und nicht in der Lage ist, die richtige Indikation und Kontraindikationen zu erkennen? Oftmals vergehen so Tage um Tage und weitere Wochen und Monate. Sodass wir immer wieder sehen, dass viele Patienten tatsächlich nicht leitliniengerecht behandelt werden. Es ist eine Mischung aus Routine und fehlender Erfahrung. Selbstverständlich möchte jeder Arzt seinen Patienten die bestmögliche Therapie zukommen lassen. Dennoch scheint dies im Alltag nicht so einfach zu sein. Wir sehen das an unserem Schwerpunktthema hinsichtlich der Behandlung der Adipositas.

Medikamente zur Gewichtsreduktion: GLP-1-Analoga

Mittlerweile ist seit dem Jahre 2015 Liraglutid unter dem Handelsnamen Saxenda zur Körpergewichtsreduktion zugelassen. Indikationsgerecht können Patienten ab einem BMI von über 30 oder ab einem BMI von 27 und mit einem weiteren relevanten kardiovaskulären Risikofaktor wie beispielsweise arterielle Hypertonie oder Hypercholesterinämie damit behandelt werden.

Saxenda ist inzwischen bei Kindern ab zwölf Jahren indikationsgerecht zugelassen. Die Wirkstoffklasse der GLP-1-Analoga kennen wir mittlerweile gut. Liraglutid hatte bereits im Jahr 2009 unter dem Handelsnamen Victoza Zulassung zur Behandlung von Diabetes mellitus erlangt. Es hatte signifikant positive Effekte zur Verbesserung der diabetischen Stoffwechsellage zur Folge.

Eine interessante »Nebenwirkung« war eine signifikante Körpergewichtsreduktion in dieser Patientengruppe. Wir wissen, wie bedeutsam die Körpergewichtsreduktion in der Behandlung des Diabetes mellitus ist, da rund 90 Prozent der Diabetiker adipös sind. So lag es nahe, diese Wirkstoffklasse auch bei Nicht-Diabetikern zu überprüfen. Die Studien hatten erwartungsgemäß günstige Effekte aufgezeigt. Es zeigt sich eine signifikante Körpergewichtsreduktion in der Patientengruppe, die mit Saxenda behandelt wurde. Konsequent wurde dieses Präparat weiterentwickelt. Saxenda musste einmal täglich nach einem entsprechenden Dosierungsschema subkutan gespritzt werden. Dieses konnten die Patienten nach entsprechender Schulung problemlos selbst umsetzen. Die Fortentwicklung des Präparats heißt Semaglutid. Der Handelsname hierzu ist wie bereits erwähnt Ozempic. Auch hierbei handelt es sich um dieselbe Wirkstoffklasse GLP-1, die mittlerweile auch Ihnen gut bekannt ist.

Ozempic hatte erwartungsgemäß bei den Diabetikern nicht nur eine Verbesserung des Zuckerstoffwechsels erbracht, sondern auch eine signifikante Körpergewichtsreduktion. Auch hier wurde entsprechend der Vorlage mit Liraglutid/Saxenda der Effekt bei Nicht-Diabetikern überprüft. Hier zeigte sich wenig überraschend ein voller Erfolg. Das Körpergewicht der Patienten sank hochsignifikant. Auch hier war das Einschlusskriterium ein BMI von über 30 beziehungsweise von über 27 mit einem weiteren kardiovaskulären Risikofaktor. Auch dies erforderte zunächst eine Überprüfung. So ist der Wirkstoff Semaglutid mittlerweile unter dem Handelsnamen Wegovy in den USA und in der EU zur Gewichtsreduktion zugelassen. Die Markteinführung in der EU wird für die zweite Jahreshälfte 2023 erwartet.

Offensive Werbung in den USA

Als Gründe für die verspätete Markteinführung werden Lieferengpässe und Unterbrechung der Lieferketten genannt, sodass derzeit in der EU und in Deutschland Semaglutid nur mit dem Handelsnamen Ozempic zur Verfügung steht. Dieses Medikament ist jedoch nur bei Diabetes zugelassen. Auch die Kostenfrage scheint bei der Verteilung zwischen USA und der EU eine entscheidende Rolle zu spielen. Die Kosten für die Ozempic-Spritze belaufen sich in Deutschland auf rund 80 bis 90 Euro im Monat, wohingegen in den USA die Monatsspritze zwischen 900 und 1300 US-Dollar kostet.

Im Gegensatz zu Deutschland ist eine aktive Medikamentenwerbung in den USA gang und gäbe und erlaubt. Gegenwärtig ist im Moment eine Fernsehwerbung für Ozempic in den USA zu sehen. Wie man sich vorstellen kann, findet das Präparat dort großen Zuspruch. Auch Personen des öffentlichen Lebens wie eben Elon Musk und eine Reihe von US-Schauspielern haben gepostet, dass sie dieses Präparat nehmen. In Deutschland hingegen ist Ozempic zum gegenwärtigen Zeitpunkt Mangelware. Der Hersteller arbeitet auf Hochtouren daran, neue Produktionsstätten zu bauen, um auch den Markt in der EU und im Rest der Welt mit diesem Medikament zu versorgen.

Ein neuer Abnehmwirkstoff: Tirzepatid

Tirzepatid ist ein neuartiger Wirkstoff, der von der Firma Eli Lilly and Company entwickelt wurde, um Übergewicht und Adipositas zu behandeln. Es handelt sich um eine Kombination aus einem GLP-1-Rezeptor-Agonisten und einem GIP-Rezeptor-Agonisten, zwei Hormone, die bei der Regulierung des Blutzuckerspiegels und der Insulinfreisetzung im Körper eine wichtige Rolle spielen. In den letzten Jahren hat sich die Bedeutung der Kombination dieser beiden Hormone in der Behandlung von Adipositas gezeigt. Die Wirksamkeit von Tirzepatid wurde in klinischen Studien getestet.

Die im SURMOUNT-Programm genannten klinischen Studien umfassten drei separate Studien, an denen insgesamt fast 4500 Patienten teilgenommen haben. Diese Studien wurden durchgeführt, um die Wirksamkeit von Tirzepatid bei der Gewichtsreduktion zu untersuchen. Die Studienteilnehmer waren Erwachsene mit Fettleibigkeit oder Übergewicht, bei denen mindestens eine gewichtsbezogene Co-Morbidität vorlag, wie Typ-2-Diabetes, Bluthochdruck oder Schlafapnoe.

Die Ergebnisse der Studien waren sehr vielversprechend. Die Patienten, die Tirzepatid einnahmen, verloren im Durchschnitt etwa 14 Prozent ihres Körpergewichts. Im Vergleich dazu betrug der Gewichtsverlust bei den Patienten, die ein Placebo einnahmen, nur etwa 2,5 Prozent. Die meisten Patienten erreichten innerhalb von 16 Wochen einen Gewichtsverlust von fünf Prozent oder mehr. Die Ergebnisse waren unabhängig davon, ob die Patienten an Diabetes oder anderen gewichtsbezogenen Co-Morbiditäten litten.

In einer der Studien erhielten die Patienten eine höhere Dosierung von Tirzepatid als in den anderen Studien. Diese Dosierung führte zu einem noch größeren Gewichtsverlust als bei der niedrigeren Dosierung. Die Patienten, die die höhere Dosierung einnahmen, verloren im Durchschnitt etwa 16,5 Prozent ihres Körpergewichts. Eine andere Studie verglich die Wirksamkeit von Tirzepatid mit anderen Medikamenten zur Gewichtsreduktion. Die Ergebnisse zeigten, dass Tirzepatid signifikant effektiver war als andere Medikamente wie Semaglutid, Liraglutid oder Orlistat.

Darüber hinaus hat Tirzepatid gezeigt, dass es die gewichtsbezogenen Co-Morbiditäten verbessern kann, einschließlich Typ-2-Diabetes, Bluthochdruck und Schlafapnoe. Die Studien haben gezeigt, dass Tirzepatid den Blutzuckerspiegel senken und die Insulinfreisetzung stimulieren kann. Es kann auch den Blutdruck senken und den Cholesterinspiegel verbessern.

Kurz und gut: Es funktioniert. Das Medikament hat in den klinischen Studien vielversprechende Ergebnisse gezeigt. Die Patienten, die das neue Studienmedikament einnahmen, verloren signifikant mehr Gewicht als diejenigen, die Placebo oder andere Medikamente zur Gewichtsreduktion einnahmen. Darüber hinaus verbesserte es auch die gewichtsbezogenen Co-Morbiditäten wie Diabetes, Bluthochdruck und Schlafapnoe.

Wie bei allen Medikamenten können auch bei Tirzepatid Nebenwirkungen auftreten. Zu den häufigsten Nebenwirkungen gehören Übelkeit, Erbrechen, Durchfall und Magenschmerzen. In einigen Fällen können auch schwerwiegendere Nebenwirkungen wie Bauchspeicheldrüsenentzündung (Pankreatitis), Gallenwegserkrankungen und akutes Nierenversagen auftreten. Im Prinzip ist es vergleichbar mit den anderen Spritzen aus dieser Wirkstoffklasse, mit den sogenannten GLP-1-Analoga.

Tirzepatid wurde im August 2021 von der US-amerikanischen Food and Drug Administration (FDA) zugelassen, mittlerweile ist es auch in der EU zugelassen. Derzeit ist es jedoch leider nur in den USA erhältlich. Die Markteinführung wurde in der EU von der Firma zunächst verschoben. Es ist zu erwarten, dass Tirzepatid eine wichtige Option zur Behandlung von Fettleibigkeit und damit verbundenen Erkrankungen darstellen wird. Die Ergebnisse der klinischen Studien deuten darauf hin, dass es ein wirksames und vielversprechendes Medikament ist, insbesondere hinsichtlich der Ergebnisse auch mit Magenoperationen zu konkurrieren. Schließlich konnten in einigen Fällen um bis zu 25 Prozent und mehr Körpergewichtsreduktion erzielt werden. In enger Anbindung zum betreuenden Arzt ist diese Wirkstoffklasse als sicher und sehr effektiv einzustufen.

Die Spritze betrügt das Gehirn

Inzwischen habe ich mehr als 1000 Menschen die Spritze indikationsgerecht verschrieben und bei 95 Prozent der Patienten funktioniert es. Es kommen auch Patienten aus anderen Ländern zu mir, die sich die Spritze verordnen lassen. Es sind jene frustrierten Patientinnen und Patienten, die alles probiert haben und immer wieder Rückschläge verkraften mussten. Und tatsächlich sind die Nebenwirkungen, wie erwähnt, sehr überschaubar. Bei der EMA, der Europäischen Arzneimittelagentur, ist die Zulassung durch, was eine gute Entwicklung ist. Denn diese Hormonspritze ist kein Lifestyleprodukt, sie ist ein Medikament. Laienhaft gesprochen ist die Spritze in der Lage, das Hirn zu betrügen. GLP-1 gaukelt dem Hirn Sättigung vor und verzögert die Magenentleerung. Dadurch, dass es Sättigung simuliert, entspannt es das Gehirn. Automatisch wird weniger gegessen. Einfach, weil der Stresspegel niedrig gehalten wird. Weil wir nicht immer Nachschub brauchen, es uns nicht immer nach etwas zum Essen verlangt.

Wenn Essen übrig bleibt

Wir hatten neulich ein paar Freunde zu einer Grillparty bei uns im Garten eingeladen. Wir hatten einiges an Essen vorbereitet, auch ein paar Platten von einem Restaurant bringen lassen. Nach dem Fest stellten wir fest, dass ein Großteil des Essens noch übrig war. Die Freunde haben einfach nicht mehr so viel Hunger. Sie nutzen auch die Spritze. Und brauchen daher keine »Tipps« aus dem Internet, keine Ernährungsberatung und auch keinen Psychologen mehr. Die Spritze wird im Fall von Ozempic einmal pro Woche verabreicht. Nach sieben Tagen sind immer noch 50 Prozent des Wirkstoffs drin, und die vermitteln das wohlige Gefühl der Sättigung.

Noch werden sie nicht von den Kassen bezahlt. Aber die Spritzen helfen, und sie helfen unmittelbar. Sie sorgen im Übrigen auch dafür, dass Menschen auf Schönheits-OPs verzichten. Warum machen wir eine Schönheits-OP? Nun, wir wollen jünger und schlanker aussehen. Deshalb lassen wir Fett absaugen und die Falten straffen. Deshalb spritzen wir uns Botox ins Gesicht. Und zählen jede einzelne Kalorie, die wir zu uns nehmen. Mit der von mir angewendeten Spritze brauchen wir das nicht. Die Portionen werden automatisch kleiner. Wir nehmen automatisch ab. Auf die Frage, ob Menschen wirklich bereit sind, auf medikamentöse Strategien dauerhaft zurückzugreifen, um Körpergewicht zu reduzieren, habe ich inzwischen eine klare Antwort: ja.

Wichtig ist dabei, dass die Therapie ärztlich begleitet wird. Es gibt ein spezielles Dosierungsschema mit wöchentlicher Steigerung der Dosis, um die Verträglichkeit zu gewährleisten. Das Präparat verfügt über einen verblüffenden Mechanismus: Es imitiert im Körper ein Dauer-Sättigungsgefühl.

Wenn wir essen, schütten der Darm und einige andere Zellen ein Hormon namens GLP-1 aus. Dieses Hormon hat typischerweise eine kurze Halbwertszeit von circa zwei Minuten. Die primäre Aufgabe des Hormons im Gehirn ist es, ein Stoppsignal zu vermitteln. Wir essen, der Magen füllt sich und es ist kein Platz mehr da. Diese Signale werden dem Gehirn vermittelt, um die Nahrungsaufnahme zu beenden. Wir nennen das Sättigung. Nach rund zwei Stunden ist jeder gesunde Magen komplett wieder entleert und die Wirkung des Hormons ist bei null. Wir stehen somit vor der erneuten Situation eines leeren Magens, der wieder Nahrung aufnehmen kann. Und das Hormon, welches initial Sättigung vermittelt hat, ist komplett abgebaut.

Evolutionär war dies von großer Bedeutung. Wir durften niemals an einer fertigen Nahrung vorbeigehen und diese links liegen lassen. Die Appetit regulierenden Hormone, unter anderem Leptin und Ghrelin, ließen und lassen uns immer wieder ein Hungersignal spüren.

Das GLP-1 genannte Hormon ist mittlerweile synthetisch nachgebaut worden. Es besteht aus 31 Aminosäuren. In der Welt der Biotechnologie ist es wohl eine kleine Übung, 31 Aminosäuren zu einem wirksamen Hormon zusammenzufügen. An einigen wichtigen Stellen ist es geringfügig verändert worden, um den Abbau dieses Hormons im Körper zu verzögern. Die Halbwertszeit beträgt somit nicht mehr circa zwei Minuten, sondern bis zu 16 Stunden bei Saxenda. Das bedeutet, dass nach 16 Stunden noch die Hälfte der Sättigungswirkung vorhanden ist. Bei Ozempic beträgt die Halbwertszeit sogar sieben Tage.

Das Gehirn stellt frische Energie bereit

Angesichts der täglichen Applikation wird dem Körper somit eine ausreichende Menge an dem Sättigung vermittelnden Hormonen zugeführt. Das Hungergefühl wird damit signifikant reduziert und die Nahrungszufuhr nimmt ab. Im Hinblick auf die zugefügten Kalorien hat das zur Folge, dass das Körpergewicht reduziert wird. Auch Faktoren der Stressregulation werden hier günstig beeinflusst. Das Gehirn ist somit in der Lage, mit Kalorien aus den Reserven, die typischerweise am Bauch gelagert worden sind, frische Energie bereitzustellen.

Dieser Wirkmechanismus funktioniert auf Anhieb bei circa 95 Prozent der Menschen. Bei denjenigen, bei denen es nicht sofort funktioniert, gibt es mittlerweile genügend Erfahrung, Tipps und Tricks, um dennoch zeitnah Erfolge zu erzielen. Einige wenige Menschen gelten tatsächlich als Non-Responder. Hier lohnt es sich, einen zweiten Blick drauf zu werfen, um zu sehen, woran es gelegen hat. Dieser Wirkstoff ist, wie bereits beschrieben, zugelassen bei Menschen mit einem BMI ab 30 oder bei Menschen mit einem BMI von mindestens 27 mit einem weiteren kardiovaskulären Risikofaktor wie Bluthochdruck, Hypercholesterinämie, Diabetes mellitus, um nur einige zu nennen.

Auch eine Option für adipöse Kinder

Interessanterweise ist diese Wirkstoffklasse mittlerweile auch bei Kindern ab zwölf Jahren zugelassen. Hierbei gilt es, die entsprechende Umrechnungstabelle für Kinder zu berücksichtigen. Im Prinzip ist die Dosis unverändert, jedoch die Äquivalenz-Umrechnung hinsichtlich des BMIs spielt eine Rolle für die korrekte Dosierung. Ein BMI von 27 eines 14-jährigen Jugendlichen entspricht beispielsweise einem BMI von 30 bei einem Erwachsenen. Es stellt eine besondere Herausforderung dar, Kinder und Jugendliche ab zwölf Jahren zu behandeln. Hierbei ist die Familie und der behandelnde Kinderarzt zu involvieren. Die Einnahme von GLP-1-Analoga ist eine bedeutende Therapieoption für adipöse Kinder, die bereits mehrere Therapieversuche zur Körpergewichtsreduktion hinter sich haben. Adipositas beziehungsweise Übergewicht bei Kindern stellt eine besondere Situation in der weiteren Persönlichkeitsentwicklung der Kinder dar, die dahingehend gefährdet ist, als dass sie in der Schule nicht selten Opfer von beispielsweise Mobbing aufgrund ihres Körpergewichts werden.

Exit-Strategie – was machen, wenn die Kilos weg sind?

Eine entscheidende Frage ist immer, was danach passiert. Wie geht es weiter, wenn man mithilfe von GLP-1-Analoga 10 oder gar 15 Kilogramm abgenommen hat? Bleibt das so? Kommen die Kilos wieder? Wie lange muss das Medikament eingenommen werden? Das sind die Fragen, die ich von meinen Patienten gestellt bekomme. Einerseits sind sie glücklich über das endlich erreichte Ziel, auf der anderen Seite befürchten sie immer einen Rückschlag.

Ich kann auf zwei bis drei typische Weggabelungen verweisen. Da in der Regel die Patienten keine Diabetiker sind, die sich Off-Label zur Ozempic-Therapie entschieden haben, sind die Patienten formal nicht auf die dauerhafte Nutzung wie beispielsweise ein Diabetiker angewiesen. Ein Teil der Übergewichtigen setzt das Präparat nach erfolgreicher Körpergewichtsreduktion und Erreichung des Wunschkörpergewichts wieder ab. Und dann tritt der Effekt wie bei einer klassischen Diät ein. Viele von ihnen haben nach einiger Zeit das komplette reduzierte Körpergewicht wieder zugenommen. Was weg war, ist komplett wieder da. Das ist sehr frustrierend. Zumal es eben genau die Erfahrung ist, die viele der Patienten bereits mit vorherigen Diäten und Abnehmprogrammen gemacht haben – der berühmte Jo-Jo-Effekt. Und ich kenne inzwischen den frustrierten Blick, wenn sie bei mir in der Praxis sitzen und wir ihre erneute Gewichtszunahme registrieren. Ihnen empfehle ich eine dauerhafte Nutzung der Spritze – immer im Hinblick darauf, dass sich ihr Leben ja deutlich verbessert hat, dass sie sich deutlich wohler und leistungsfähiger fühlen, ja dass sich ihr Leben gewandelt hat.

Regelmäßige Nutzung?

Es gibt jedoch auch Patienten, die das Präparat dauerhaft absetzen und nur einen leichten Anstieg des Körpergewichts verzeichnen, meist sind es nur 20 Prozent des verlorenen Gewichts. Bei ihnen scheint sich das Gewicht zu stabilisieren und die Patienten haben einen neuen Sollwert für ihr Körpergewicht definiert.

Und natürlich gibt es jene, die ihr neues Körpergewicht auch ohne weitere Einnahme von Semaglutid halten können. Bei ihnen hat sich der Körper an die neu eingestellte Nahrungs- und Kalorienaufnahme gewöhnt. Das Gehirn hat sich mit den neuen Vorgaben arrangiert und meldet: Mir reicht das, was du isst, ich will gar nicht mehr. Diese Gruppe scheint, so meine bisherige Erfahrung, noch in der Minderheit zu sein. Die meisten richten sich auf eine regelmäßige Nutzung ein.

Aus meiner Erfahrung kann ich berichten: Gemeinsam mit dem Patienten wird die Nutzung meist individuell angepasst. Viele, das spiegelt sich zumindest in meiner Sprechstunde wider, benutzen Semaglutid in niedriger Dosierung von 0,25 bis 0,5 Milligramm alle 10 bis 14 Tage. Die Halbwertszeit von Semaglutid beträgt tatsächlich bis zu zehn Tage, das heißt: Nach zehn Tagen sind noch 50 Prozent der Dosis im Blut. Einige meiner Patienten benutzen es nur einmal im Monat, wiederum andere alle zwei bis drei Monate, wieder andere nur für einige Wochen. Da gibt es keine allgemeingültigen Vorgaben, wie oft jemand das Medikament nimmt, hängt mit dem Nutzen und der Wirkung zusammen. Vor allem aber haben die Patienten nach einiger Zeit ausreichend Erfahrung mit dem Präparat und können es selbst steuern. Sie bekommen ein Gefühl dafür, wie sie sich gewichtsmäßig am sinnvollsten ausbalancieren können. Wichtig ist dabei, Kontakt zum Arzt zu halten und die Strategie zur weiteren Erhaltung des reduzierten Körpergewichts zu besprechen.

Die Frau, die sich »halbiert« hat

Unter den vielen erfolgreichen Geschichten, die ich mit Patienten erlebt habe, stechen ein paar außergewöhnliche Fälle heraus. Eine Patientin von mir hat es in den vergangenen Jahren geschafft, sich – nun ja – zu »halbieren«. Ihr Ausgangsgewicht betrug knapp 140 Kilogramm, sie litt schon lange unter dem Gewicht. Ich empfahl ihr die Nutzung von GLP-1-Analoga – und es hatte einen durchschlagenden Erfolg. Nach rund anderthalb Jahren betrug ihr Körpergewicht 90 Kilogramm. Heute wiegt sie knapp 70 Kilogramm. Die letzten 20 Kilogramm hat sie sozusagen auf eigene Faust – und ohne GLP-1-Analoga – runterbekommen: durch Ernährungsumstellung, durch eine bewusste Ernährung und durch mehr Bewegung und Sport. Semaglutid ist zu keinem Zeitpunkt mehr erforderlich gewesen. Semaglutid war für sie so etwas wie der Türöffner zu einem neuen Gewicht, durchgegangen ist sie dann selbst.

Andere, auch das ist meine Beobachtung, scheinen sich mit dem Gedanken wohlzufühlen, das Präparat immer in der Hinterhand zu haben, für den Fall der Fälle. Bei ihnen hat Semaglutid die Rolle eines Notfallmedikaments eingenommen, als Back-up. Wir kennen diese bedarfsweise Nutzung in der Kardiologie gut und nennen das Konzept *Pill in the Pocket*. Hierbei wird ein Medikament bei anfallsartigen Herzrhythmusstörungen von dem Patienten eigenständig eingenommen. Dies ist ein sehr sicheres und zuverlässiges Vorgehen.

Wie ein Tanker auf offener See

Viele der Patienten scheinen sich jedoch mit dem Gedanken wohlzufühlen, das Präparat gerne dauerhaft zur Verfügung zu haben, um das Gewicht nachhaltig damit zu kontrollieren. Tatsächlich ist das biologisch gut nachvollziehbar. Schließlich kann es mehrere Jahre dauern, bis das Gehirn das neue Sollgewicht des Körpers akzeptiert. Das ist tatsächlich vergleichbar mit anderen Sollwertgrößen im Gehirn. Schließlich werden die Körpertemperatur, die Herzfrequenz sowie der Blutdruck ja auch zentral geregelt. Wir haben es mit Hormonen zu tun, die in geringster Dosierung sehr effektiv sind. Das Regulationssystem ist sehr komplex und auch sehr träge.

Die Gewichtsabnahme vergleiche ich oft mit dem Manövrieren eines großen Tankers auf offener See. Wenn man den wenden möchte, braucht man wahrscheinlich einen Tag, um ihn zu stoppen, und um eine 180-Grad-Kehrtwendung hinzulegen, vermutlich noch mal einen Tag. Ich habe es schon an anderer Stelle gesagt: Probleme, die nicht von heute auf morgen gekommen sind, können natürlich auch nicht wieder von heute auf morgen verschwinden. Geduld ist genauso erforderlich wie das Vertrauen in die Wirksamkeit des Präparats.

Die gute Verträglichkeit der Therapie

Was ich sagen kann: Bei 95 Prozent der Menschen wirkt das Präparat auf Anhieb. Die restlichen fünf Prozent bleiben eine Herausforderung, die wir aber im Blick haben. Mittlerweile verfügen wir bei uns in der Klinik auch über genügend Erfahrung sowie Tipps und Tricks, um auch jene fünf Prozent zu unterstützen. Ganz selten stellen wir fest, dass das Präparat überhaupt nicht wirkt oder dass der Patient es nicht verträgt. Dann wird die Therapie frühzeitig abgebrochen. Daher ist der enge Kontakt zu dem behandelnden Arzt wichtig, um etwaige Probleme frühzeitig zu erkennen und abzuwenden.

Im Normalfall dauert eine erste Therapie bis zu 20 Wochen. In den ersten vier Wochen haben die Patienten pro Woche 0,25 Milligramm Semaglutid erhalten. Es spielt dabei keine Rolle, ob das Präparat morgens oder abends gespritzt wird oder ob noch andere Medikamente genommen werden müssen. Es hat auch keinen Einfluss auf die Wirksamkeit des Präparats, ob es auf nüchternen Magen eingenommen wird oder nicht. In den nächsten vier Wochen steigt die Dosis auf 0,5 Milligramm. Für die weiteren zwölf Wochen bleibt die Dosis bei 1,0 Milligramm Semaglutid. In den Originalzulassungsstudien zu Semaglutid wurde nach weiteren vier Wochen auf 1,7 Milligramm und nach weiteren vier Wochen auf 2,4 Milligramm als Erhaltungsdosis gesteigert. Jedoch ergab sich das Problem, dass die Packungen mit 1,7 und 2,4 Milligramm nie nach Deutschland und in die EU geliefert wurden. Das könnte sich jedoch in naher Zukunft ändern. Das Präparat Semaglutid hat in dieser Dosierung einen anderen Handelsnamen – nämlich das bereits beschriebene Wegovy – und ist wie bereits erwähnt formal nur zur Körpergewichtsreduktion zugelassen, und mittlerweile eben auch bei Kindern ab zwölf Jahren.

Eine Spirale an Problemen

Tatsächlich habe ich mittlerweile auch mehrere Jugendliche zu diesem Thema begleitet. Beispielhaft möchte ich den Fall eines 15-jährigen Mädchens nennen mit knapp 100 Kilogramm Körpergewicht bei einer Körpergröße von 1,60 Meter. Es hatte sich eine Spirale von persönlichen Problemen eingestellt. Aufgrund des Körpergewichts ist das Mädchen nicht mehr zur Schule gegangen, weil es sich unwohl fühlte und gemobbt wurde. Mittlerweile beträgt ihr Körpergewicht 60 Kilogramm, ein Schulbesuch ist ohne Probleme möglich. Das Mädchen ist während der Behandlung stets vom Kinderarzt und den Eltern über ein Jahr begleitet worden. Sie hat sich zu regelmäßiger körperlicher Bewegung und sportlicher Betätigung motivieren lassen.

Wichtig ist bei der Indikation natürlich auch zu beachten, wie es mit den Kontraindikationen aussieht. Mit anderen Worten: Wem darf man es nicht geben? Menschen mit Schilddrüsenkrebs oder Menschen mit Familienangehörigen, die erstgradig verwandt mit Personen sind, die an Schilddrüsenkrebs erkrankt sind oder waren, sollten nicht mit diesem Wirkstoff behandelt werden. Menschen mit chronischer Pankreatitis (Bauchspeicheldrüsenentzündung) ebenfalls nicht.

Der Organismus passt sich an

Bei jeder Behandlung ist das Nebenwirkungsprofil zu berücksichtigen. Hierbei zeigt die Erfahrung aus meiner Praxis, dass es zu Völlegefühl, Sodbrennen bis hin zu Verstopfung kommen kann. Auch wenn Übelkeit auftritt, muss das besprochen werden. Erfreulicherweise ist dies nicht bei jedem Behandelten der Fall. Empfehlenswert ist es, mit einer niedrigen Dosis zu beginnen, um die Verträglichkeit zu gewährleisten. In aller Regel sind Völlegefühl und Übelkeit niemals Ausdruck einer bösartigen Nebenwirkung. Der Organismus passt sich rasch an und die Nebenwirkungen gehen vorüber.

Dünner statt depressiver

Nachweislich verbessern sich auch depressive Episoden durch eine Körpergewichtsreduktion. Insgesamt sinkt das Stresslevel – bei einer gleichzeitigen Steigerung der Lebensqualität. Ich habe eine

85-jährige Patientin von mir vor Augen. Sie ist circa 1,70 Meter groß und wog zum damaligen Zeitpunkt 95 Kilogramm. Bekannt war, dass sie unter einer mittelgradigen Aortenklappenstenose litt. Diese machte sich vor allem durch Luftnot bei Belastung bemerkbar. Es sollte gegebenenfalls eine erneute Herzklappe mit einem Katheterverfahren implantiert werden. Dennoch versucht man, bei mittelgradiger Aortenklappenstenose zunächst zurückhaltend zu sein. Aber die Belastbarkeit der Patientin sank rapide und die Lebensqualität ebenfalls. Zusehends nahmen auch die Beschwerden im Bereich der Hüft- und Kniegelenke zu. Wir initiierten eine Therapie mit Liraglutid nach dem Standardschema (laut Hersteller). Innerhalb eines Jahres hatte die Patientin ihr Körpergewicht um circa 20 Kilogramm reduziert. Es stellte sich eine lange nicht mehr da gewesene Lebensqualität ein. Die Luftnot bei Belastung war quasi wie weggeblasen. Gelenkschmerzen spielten keine wesentliche Rolle mehr im Alltag. Derzeit hält die Patientin das Körpergewicht mit einer geringen Dosierung.

Eine andere Patientin wog 120 Kilogramm bei einer Größe von 168 Zentimetern. Nach rund 18 Monaten Therapie beträgt ihr Körpergewicht nun 72 Kilogramm. Erstaunlicherweise konnte die Patientin die Therapie mit den Spritzen beenden. Sie konnte ihre Lebensgewohnheiten erfolgreich umstellen. Derzeit pendelt ihr Körpergewicht zwischen 70 und 72 Kilogramm. Und vor allem: Ihre Lebensqualität ist enorm gestiegen und ihre Belastbarkeit im Alltag ebenfalls. An dieser Stelle wären noch unzählige weitere Beispiele zu erwähnen. Mittlerweile verfüge ich über einen Erfahrungsschatz von weit mehr als 1000 Patienten, die ich mit der zugelassenen Methode behandelt habe. Die Patienten werden geschult und sind in der Lage, die Injektion selbst durchzuführen, was sicher und unkompliziert ist.

Warum viele die Therapie verschweigen

Auch Jugendliche sind dazu ohne Probleme in der Lage. Für mich als Arzt ist es enorm motivierend, Menschen auf diesem Weg begleiten zu können. Vielen wird somit ein Herzenswunsch erfüllt, endlich wieder die alte Garderobe hervorholen zu können. Eine weitere Beobachtung, die ich teilen möchte: Viele der Patienten verschweigen ihrem Umfeld tatsächlich, dass sie diese Spritzen benötigt haben. Ich habe eine junge Frau vor Augen, Ende 20, verheiratet, derzeit noch keine Kinder. Ihr Körpergewicht hat sie von knapp 90 Kilo auf 55 Kilogramm bei einer Körpergröße von 1,60 Metern in einem Zeitraum von circa anderthalb Jahren reduziert. Dabei hat sie es tatsächlich geschafft, ihrem Ehemann die regelmäßige Spritze zu verheimlichen. Wir haben ausführlich darüber gesprochen. Sie fürchtete, dass ihr Mann ihr vorwerfen könnte, dass sie willensschwach sei, dass sie es auch selbst, ohne Fremdeinwirkung, hätte schaffen können, ja müssen.

Ohne Stress essen

Hierbei kommt ein ganz wichtiger Aspekt zum Tragen: Schamgefühl spielt eine entscheidende Rolle bei der Körpergewichtsregulation. Übergewichtige Menschen essen kaum mit Genuss. Ständig sind sie in Gedanken mit den Kalorien beschäftigt. Das intuitive Essen ist im Leben der Übergewichtigen im Laufe der Zeit leider verloren gegangen. GLP-1-Agonisten ermöglichen den Menschen tatsächlich, sich wieder intuitiv zu ernähren. Die Portionen werden automatisch kleiner, der Heißhunger sinkt und Fressattacken treten so gut wie nicht mehr auf. Das nimmt den Stress um die Nahrungsaufnahme.

Stress und Übergewicht beziehungsweise Adipositas spielen auch bei der Fruchtbarkeit eine entscheidende Rolle. Eine Patientin mit

105 Kilo im Alter von Anfang 30 hatte beispielsweise mehrere Versuche im Rahmen einer Kinderwunschbehandlung hinter sich. Nichts fruchtete. Nach einer Körpergewichtsreduktion von circa 20 Kilogramm konnte die Patientin auf natürlichem Wege endlich schwanger werden.

Eine andere Patientin, Mitte 50, 169 Zentimeter groß, litt unter ihren knapp 95 Kilogramm Körpergewicht. Mit Tränen in den Augen erklärte sie, dass sie seit dem Teenageralter übergewichtig sei. Ihr Leben sei ein stetiger Kampf mit diesem Übergewicht gewesen. Ich habe ihr erklärt, dass sie nicht schuld an ihrem Übergewicht sei. Sie sei keine Insel, niemand ist allein, das ganze Umfeld spielt eine Rolle.

Wichtig ist mir an dieser Stelle, den Patienten zu erläutern, dass die Patienten nicht versagt haben, sondern dass stets die Therapien versagt haben. Das ist ein ganz entscheidender Unterschied. Ärzte und andere Therapeuten, die ihre Patienten mit den Worten »Essen Sie einfach weniger, dann klappt das schon« aus ihrer Sprechstunde schicken, werden den Patienten leider nicht gerecht.

Wie geht es weiter? Fragen, die immer gestellt werden

Die durchschnittliche Behandlung mit Semaglutid umfasst also in der Regel 20 Wochen, das ist das typische Schema. Und wenn die 20 Wochen vorbei sind, stellt sich die Frage: Wie geht es weiter?

Die gängige Antwort darauf lautet: Es kommt darauf an. Zum einen ist es ganz wichtig, zu differenzieren, wer da vor einem sitzt. Ist es ein junger Mensch, Anfang 20, bei dem keine anderen kardiovaskulären Risikofaktoren wie beispielsweise arterielle Hypertonie, Hyperlipoproteinämie oder Diabetes mellitus vorliegen? Denn dieser Patientengruppe werden wir kaum empfehlen, es für die nächsten 80 Jahre dauerhaft einmal pro Woche weiterzunehmen. Diese Gruppe sollte versuchen, einen Neustart mit dem erreichten

Körpergewicht zu beginnen, die Ernährung anzupassen, Sport zu treiben et cetera.

Anders sieht es bei Menschen aus, die mittlerweile im Rentenalter sind und noch einige weitere kardiovaskuläre Risikofaktoren aufweisen wie beispielsweise Nikotinkonsum oder Gefäßerkrankungen wie eine koronare Herzerkrankung oder periphere arterielle Verschlusskrankheit. Menschen mit einer solchen chronischen Erkrankung – das zeigt die Erfahrung der vergangenen Jahre – profitieren von einer dauerhaften Reduktion des kardiovaskulären Risikoprofils und damit in aller Regel auch von der Fortführung der Therapie mit GLP-1-Analoga.

Was Patienten immer außerdem beschäftigt, ist die Frage: Wird das Gewicht immer weiter absinken? Werde ich dünner und dünner? Das muss man ganz klar mit »nein« beantworten. In der Tat kann der Verlauf sehr unterschiedlich sein, manche verlieren fünf bis zehn Prozent ihres bisherigen Gewichts, bei anderen können das sogar 30 Prozent und mehr sein. Trotz dieser Unterschiede haben alle Patienten eines gemeinsam: Irgendwann stagniert die eingeleitete Körpergewichtsreduktion und verbleibt auf dem dann neu eingestellten Tiefpunkt oder aber, wie bereits angesprochen, das Gewicht steigt wieder, um sich hoffentlich bald einzupendeln. Im unglücklichsten Fall kehrt es wieder auf das alte Niveau zurück.

Also: Wie wir altern, hängt mit unserem Gewicht zusammen. Ob wir dahinsiechen oder aktiv bleiben, hängt mit unserem Gewicht zusammen. Wie mein Professor damals sagte: »Es ist die Waage.« Was wir auf der Waage ablesen, entscheidet, ob und wie wir altern.

Die Gewichtsreduktion ist aus meiner Sicht tatsächlich so etwas wie ein Jungbrunnen. Ein erreichbarer Jungbrunnen – und mit weniger Gewicht gelingt es uns, einen alten Menschheitstraum wahr werden zu lassen, also nahezu.

X.
DAS GUTE LEBEN – WIR HABEN ES IN DER HAND

Zusammenfassung und Ausblick

Wir altern. Das ist Fakt. Das sehen wir an den Telomeren. Bei denen handelt es sich wie erläutert um die Endkappen der Chromosomen, die wie eine Parkuhr den Stand unserer Lebensdauer widerspiegeln. Im Jahr 2009 gab es für die Entdeckung der Funktion der Telomere einen Nobelpreis für Elizabeth Blackburn. Zusammen mit Elissa Epel hat sie diesen Telomer-Effekt in dem Buch *Die Entschlüsselung des Alterns* zusammengefasst.

Die Telomere sind die Schutzkappen unserer Chromosomen. Diese scheinen aufgebaut zu sein wie ein Schnürsenkel. Erinnern Sie sich an dieses Bild, das ich bereits zu Beginn des Buches angeführt habe? Säuglinge, die auf die Welt kommen, haben ganz lange Telomere. Im Laufe des Älterwerdens nutzen sich diese Endkappen ab und sie werden immer kürzer. Vergleichen kann man das auch mit einer Parkuhr. Zu Beginn hat sie eine lange Laufzeit, die dann immer kürzer wird. Der Unterschied ist natürlich, dass man zu Beginn der Parkuhrzeit weiß, wann sie abläuft. Bei uns Menschen wissen wir das erfreulicherweise nicht. Dennoch sind wir mittlerweile in der Lage, die Telomere wieder zu verlängern, quasi die Parkuhr mit frischem Kleingeld nachzufüttern.

Hierbei scheint Metformin eine außerordentliche Rolle über besondere biochemische Stoffwechselwege zu spielen. Metformin hemmt die Zuckerneubildung im Körper und imitiert quasi somit intermittierendes Fasten.

Weniger Zucker im Körper heißt geringere Krebsgefahr

Täglich entstehen in unserem Körper Tausende von Krebszellen. Diese werden von unserem funktionierenden Immunsystem eliminiert. Jede neu entstehende Zelle, also auch die Krebszelle, braucht Zucker, um zu wachsen, und vor allem, um sich rasch zu vermehren. Wird der Zucker im Körper reduziert beziehungsweise dessen natürliche Bildung minimiert, so sinken auch drastisch die Chancen einer Krebszelle, sich zu vermehren. Hiermit wären wir beim dritten wichtigen Aspekt der biologischen Zellalterung, der Glykosylierung, angekommen. Wir konnten mittlerweile sehen, welche zentrale Bedeutung der Körpergewichtsreduktion zukommt. Schaffen wir es, unser Gewicht um circa fünf bis zehn Prozent zu reduzieren, verbessern sich wesentliche Faktoren wie Bluthochdruck und das Risiko, an Diabetes mellitus zu erkranken. Damit senken wir das Risiko für einen Herzinfarkt und Schlaganfall. Wir haben zudem gelernt, dass jegliche Form einer Krebserkrankung durch Adipositas gefördert wird. Mit einer Verringerung des Körpergewichts senken wir signifikant das Risiko, an Krebs zu erkranken.

Durch Arteriosklerose steigt auch das Risiko für eine Demenzerkrankung. Die Hälfte der Demenzerkrankungen geht auf das Konto von Morbus Alzheimer. Hierbei werden spezielle Proteine im Gehirn abgelagert. Die andere Hälfte geht auf Arteriosklerose zurück, bedingt durch Bluthochdruck, Hypercholesterinämie und Diabetes mellitus. Derzeit gibt es noch keine kausale Therapiemöglichkeit bei einer Alzheimererkrankung. Erste experimentelle Ansätze sind noch der Forschung vorbehalten.

Ausreichend *Schlaf* verhindert Demenz

Des Weiteren stellt sich klar heraus, dass dem gesunden Schlaf eine besondere Bedeutung zukommt. Bei ausreichendem Schlaf – dieser sollte nicht unter sieben Stunden liegen – hat das Gehirn die Möglichkeit, die überschüssigen Proteine, die tagsüber gebildet worden sind, wieder zu entfernen. Ist der Schlaf (zu) kurz, beispielsweise deutlich weniger als sechs Stunden, hat das Gehirn nicht ausreichend die Möglichkeit, Proteine zu entfernen.

Oft assoziieren wir mit reduziertem Schlaf eine Leistungsstärke in unserer Industriegesellschaft. Es gibt jedoch viele traurige Beispiele von Menschen, die sich jahrelang damit gerühmt haben, wenig zu schlafen, und im Alter an Alzheimer erkrankt sind. Bekannte Personen des öffentlichen Lebens sind beispielsweise Ronald Reagan und Margaret Thatcher.

Kommen wir zu einer wichtigen Frage, der wir uns vielleicht alle irgendwann mal stellen müssen. Wie wollen wir altern? Sind wir bereit, Medikamente zu nehmen, um im höheren Lebensalter gesund zu sein?

Es gibt wohl sicher keine allgemeingültige Antwort auf diese wichtige Frage im Leben. Fakt ist jedoch, dass wir in der Lage sind, die gesunde Lebensspanne mit medikamentöser Unterstützung durchaus zu verlängern. Wir sind in der Lage, bei einem beispielsweise 50- bis 60-jährigen Patienten das kardiovaskuläre Risikoprofil exakt zu evaluieren, dann an Strippen zu ziehen und, wenn die statistische Lebenserwartung erreicht ist, sagen wir mal 78 Jahre, noch mal gesunde 20 Jahre on top zu bekommen.

Forever young?

Fragt man die meisten Menschen, ob sie 100 Jahre alt werden möchten, schütteln viele den Kopf. Mit 100 Jahren assoziieren wir langes Siechtum. Von 90 bis 100 die letzten Jahre im Pflegebett mit Demenz zu verbringen, ist ein Albtraum für alle von uns. Kehren wir zum Anfang zurück. Cranach der Ältere hat eindrucksvoll in seinem Bild gezeigt, wie durch ein Wasserbad mit einer Wassersäule von Armor und Venus die Jugendlichkeit wiederhergestellt werden kann. Fast 500 Jahre später ist der Gedanke immer noch aktuell und unser Wasserbad sieht heutzutage vielleicht nur ein wenig anders aus.

Die Einschränkung der kognitiven Fähigkeiten ist wohl die beängstigendste Auswirkung des Alterns. Wer möchte schon vergesslich werden und wichtige Dinge vergessen? Doch wie zu Beginn des Buches gesagt: Uns ist wichtig, dass wir als ältere Generation immer noch wertvolle Mitglieder der Gesellschaft sind, auch wenn wir uns nicht mehr an alles erinnern können. Wir möchten unsere Weisheit und Erfahrungen teilen und weiterhin ein aktiver Teil der Gesellschaft sein.

Insgesamt denke ich, dass das Älterwerden ein Segen ist, auch wenn es Herausforderungen mit sich bringt. Im Laufe des Lebens wurde viel erreicht und man kann stolz darauf sein, wer man ist. Falten, graue Haare und ein paar zusätzliche Pfunde sollten als Zeichen des Lebensweges mit Würde getragen werden.

Grenzen der biologischen Alterung

Biologisch gesehen gibt es keine feste Grenze für das Alter, das ein Mensch erreichen kann. Das Potenzial für ein langes Leben hängt von einer Vielzahl von Faktoren ab, einschließlich genetischer Veranlagung, Lebensstil und Umweltfaktoren.

Bisher wurde der älteste verifizierte Mensch 122 Jahre und 164 Tage alt: die bereits erwähnte Französin Jeanne Calment, die 1997 verstarb. Es gibt übrigens eine interessante Verbindung zwischen Jeanne Calment und dem berühmten Maler Vincent van Gogh. Calment, die älteste verifizierte Person der Welt, behauptete, dass sie als Kind Vincent van Gogh getroffen hatte. Sie erzählte, dass sie ihn gesehen hatte, als er Gemälde in der Nähe ihres Elternhauses in Arles, Frankreich, anfertigte. Anderen Berichten zufolge ist überliefert worden, dass sie damals als junges Mädchen in einem Schreibwarengeschäft gearbeitet hat und ihm Malstifte verkauft habe. Sie hat in einem Interview über ihr langes Leben einmal erzählt, dass sie Vincent van Gogh getroffen habe, und sie hatte ihn als unfreundlichen Mann bezeichnet. Das war natürlich eine einzigartige Sensation, eine Zeitgenossin, die Vincent van Gogh Stifte verkauft hat!

Calment wurde am 21. Februar 1875 geboren, also etwa ein Jahr nach van Goghs Aufenthalt in Arles. Sie behauptete, dass sie damals 13 Jahre alt war, als sie den Künstler traf. Wenn ihre Geschichte wahr ist, würde das bedeuten, dass sie van Gogh im Jahr 1888 oder 1889 getroffen hat.

Obwohl es keine unabhängigen Beweise dafür gibt, dass Calment tatsächlich van Gogh getroffen hat, ist es bekannt, dass der Maler während seines Aufenthalts in Arles oft auf den Straßen malte. Es ist also durchaus möglich, dass sie ihn gesehen hat.

Einfach nur Übungen machen und Schokolade essen?

Es gibt jedoch einige Berichte über Menschen, die möglicherweise älter als 122 Jahre geworden sind, jedoch wurden diese Berichte nicht unabhängig verifiziert und können nicht als zuverlässig betrachtet werden.

Kennen Sie die Geschichte von Mbah Gotho? Der Indonesier, der angeblich 146 Jahre alt wurde? Ja, das ist älter als jeder von uns je werden wird (außer vielleicht mithilfe von Science-Fiction-Technologie). Aber bevor wir uns entscheiden, ihm unsere Bewunderung auszusprechen und seine geheimen Langlebigkeitstipps zu erfahren, sollten wir beachten, dass es keine offiziellen Dokumente gibt, die seine Geburt und sein Alter belegen. Vielleicht hatte er einfach vergessen, wie alt er wirklich ist? Oder vielleicht ist es wie bei einem Baum, der jedes Jahr einen zusätzlichen Ring bekommt: Vielleicht hat er einfach jeden Geburtstag doppelt gefeiert, wer weiß?

Es ist jedoch auch möglich, dass die Geschichte von Mbah Gotho einfach ein Märchen ist. Schließlich haben wir es hier mit einer Zeit zu tun, in der es in Indonesien keine genauen Aufzeichnungen gab und Geburtsdaten oft geschätzt wurden. Vielleicht hat er einfach eine lange, erfüllte Lebensdauer gehabt, aber nicht so lange, wie berichtet wurde. Oder vielleicht hat er in Wirklichkeit seine eigene Todesanzeige gefälscht, um die Welt glauben zu lassen, dass er ein Superheld in Langlebigkeit ist? Wer weiß, was wirklich passiert ist!?

Wie auch immer, es bleibt uns immer noch die Hoffnung, dass wir alle ein langes und gesundes Leben führen können. Vielleicht sollten wir uns einfach an den einfachen Dingen im Leben erfreuen, beispielsweise an einem guten Essen, einem guten Lachen oder einem guten Schlaf. Oder wir könnten uns einfach mit einem Scherz über die ganze Sache hinwegsetzen und uns vorstellen, dass wir auch 146 Jahre alt werden können – solange wir genug Schokolade essen und unsere Übungen machen!

Der gesunde Lebensstil

Es gibt viele Studien, die untersuchen, welche Rolle die Genetik hinsichtlich der Langlebigkeit einnimmt. Es wurde festgestellt, dass es einige Gene gibt, die mit einem längeren Leben assoziiert sind, aber es wurde auch festgestellt, dass diese Gene nur einen kleinen Teil der Variabilität in der menschlichen Langlebigkeit erklären können.

Andere Faktoren wie Lebensstil und Umwelt spielen wahrscheinlich eine größere Rolle dabei, wie lange jemand lebt. Ein gesunder Lebensstil, der eine ausgewogene Ernährung, regelmäßige Bewegung, ein gesundes Körpergewicht und das Vermeiden von Tabak und Alkohol beinhaltet, kann die Langlebigkeit fördern. Studien haben gezeigt, dass Menschen, die sich an einen gesunden Lebensstil halten, länger leben und seltener an altersbedingten Erkrankungen wie Diabetes, Herzkrankheiten und Krebs erkranken.

Umweltfaktoren wie der Zugang zu medizinischer Versorgung und die sozialen und wirtschaftlichen Bedingungen können ebenfalls einen Einfluss auf die Langlebigkeit haben. In Ländern mit guter medizinischer Versorgung und einem höheren Lebensstandard ist die durchschnittliche Lebenserwartung höher als in ärmeren Ländern mit weniger Zugang zu medizinischer Versorgung und Nahrungsmitteln. Soziale Faktoren wie ein starkes soziales Netzwerk und ein unterstützendes Umfeld können ebenfalls zur Langlebigkeit beitragen.

Wir wissen, dass das Erreichen eines sehr hohen Alters nicht unbedingt mit guter Gesundheit verbunden ist. Viele ältere Menschen leiden an altersbedingten Krankheiten und Beeinträchtigungen, die ihre Lebensqualität mindern. Ein langes und gesundes Leben erfordert eine Kombination aus genetischer Veranlagung, einem gesunden Lebensstil und guter medizinischer Versorgung.

Denn mit zunehmendem Alter treten Veränderungen im Körper auf, die zu einer Abnahme der körperlichen und geistigen Leistungsfähigkeit führen können. Diese Veränderungen sind ein normaler Teil des Alterungsprozesses und können zu verschiedenen Gesundheitsproblemen führen.

Vor Kurzem hat die Weltgesundheitsorganisation (WHO) einen neuen ICD-Code (International Statistical Classification of Diseases and Related Health Problems) für das Altersstadium eingeführt. Der ICD-Code lautet»MG2A« und soll die Diagnose und Behandlung von altersbedingten Erkrankungen erleichtern. Der MG2A-Code ist ein wichtiger Schritt zur Verbesserung der Gesundheitsversorgung älterer Menschen. Er soll Ärzten und Gesundheitsdienstleistern helfen, altersbedingte Erkrankungen schneller und genauer zu diagnostizieren, um eine angemessene Behandlung zu gewährleisten. Die Einführung des MG2A-Codes ist auch ein wichtiger Schritt zur Verbesserung der Wahrnehmung älterer Menschen in der Gesellschaft. Oft werden ältere Menschen aufgrund ihres Alters diskriminiert und als weniger wertvoll oder weniger leistungsfähig angesehen. Der MG2A-Code kann dazu beitragen, das Bewusstsein für die Bedürfnisse älterer Menschen zu schärfen und die Unterstützung und Anerkennung zu verbessern, die sie verdienen.

Doch ein höheres Alter an sich ist keine Krankheit und ältere Menschen können genauso unterschiedliche Gesundheitszustände aufweisen wie jüngere Menschen. Der MG2A-Code soll lediglich dazu beitragen, die Gesundheitsversorgung älterer Menschen zu verbessern, indem er die Diagnose und Behandlung von altersbedingten Erkrankungen erleichtert.

Insgesamt ist die Einführung des MG2A-Codes ein wichtiger Schritt zur Verbesserung der Gesundheitsversorgung älterer Menschen. Es ist jedoch auch wichtig, das Bewusstsein für die Bedürfnisse und Herausforderungen älterer Menschen in der Gesellschaft zu wecken, um ihre Würde und ihr Wohlbefinden zu gewährleisten.

Lifespan und Healthspan

Haben Sie schon von Peter Attia gehört? Er ist Arzt und Experte für Prävention und Langlebigkeit. Vor allem ist Attia ein Mediziner und Gesundheitsexperte, der sich intensiv mit der Optimierung der menschlichen Gesundheit und Lebensdauer beschäftigt. In seinen Schriften und Vorträgen betont er den Zusammenhang zwischen der Lebensdauer (Lifespan) und der gesunden Lebenserwartung (Healthspan).

Lifespan bezieht sich auf die gesamte Lebensdauer eines Individuums. Es ist die Zeit, die jemand auf dieser Erde verbringt, beginnend mit der Geburt bis zum Tod. Allerdings bedeutet eine längere Lebensdauer nicht automatisch, dass jemand auch gesünder lebt. Viele Menschen leben zwar vielleicht lange, leiden aber in den späteren Jahren des Lebens unter chronischen Erkrankungen, was ihre Lebensqualität beeinträchtigt.

Healthspan hingegen bezieht sich auf die gesunde Lebenserwartung eines Individuums. Es ist die Zeit, in der man gesund und ohne chronische Erkrankungen lebt und ein hohes Maß an körperlicher und geistiger Gesundheit genießt. Peter Attia betont, dass das Ziel nicht nur eine längere Lebensdauer, sondern vor allem eine längere gesunde Lebenserwartung sein sollte.

Attia argumentiert, dass unser Ziel als Gesellschaft darin bestehen sollte, den Healthspan zu verlängern und damit auch die Lifespan zu erhöhen.

Um die Gesundheit im Alter zu optimieren, betont Attia die Bedeutung eines gesunden Lebensstils, der aus regelmäßiger körperlicher Aktivität, einer ausgewogenen Ernährung und ausreichendem Schlaf besteht. Er betont auch die Bedeutung von Vorsorgeuntersuchungen und präventiven Maßnahmen, um chronische Krankheiten frühzeitig zu erkennen und zu behandeln.

Insgesamt ist der Zusammenhang von Lifespan und Healthspan ein wichtiger Aspekt für die individuelle Gesundheit und für die Gesellschaft als Ganzes. Wenn wir es schaffen, das Auftreten von chronischen Erkrankungen wie Diabetes, Herzerkrankungen oder Krebs im späteren Leben zu reduzieren oder zu verhindern sowie die gesunde Lebenserwartung zu verlängern, können wir ein längeres und erfüllteres Leben führen, ohne von chronischen Krankheiten beeinträchtigt zu werden.

Attia ist der Meinung, dass es für ein langes und gesundes Leben wichtig ist, auf eine gesunde Lebensweise zu achten. Aber hey, das ist doch einfach, oder? Man muss nur bewusst auswählen, was man isst, sich regelmäßig bewegen und ausreichend schlafen, oder? Klar, das klingt supereinfach, aber es ist nicht immer leicht, sich an diese Regeln zu halten. Ich meine, wer kann schon widerstehen, wenn man von einem saftigen Steak oder einer köstlichen Schokoladentorte verführt wird?

Überwachung der Hormonwerte

Hormone spielen eine besondere Rolle bei der Langlebigkeit. Ja, das stimmt – es gibt Hormone wie Testosteron und Östrogen, die eine wichtige Rolle bei der Regulierung von Stimmung und Energie spielen. Aber es gibt auch andere Hormone wie Insulin und Cortisol, die unsere Gesundheit beeinflussen können, wenn sie nicht richtig reguliert werden. Es empfiehlt sich daher, dass man seine Hormonwerte überwacht und optimiert, um das Altern zu verlangsamen und die Lebensqualität zu verbessern.

Aber was ist mit der Verantwortung für unsere eigene Gesundheit? Peter Attia betont, dass wir selbst für unsere eigene Gesundheit verantwortlich sind. Oh, oh, das klingt ein wenig nach Arbeit, werden Sie jetzt vielleicht denken. Sollen wir wirklich die Verantwortung für unsere eigene Gesundheit übernehmen? Das bedeutet ja, dass wir uns um uns selbst kümmern müssen, und das kann manchmal ganz schön anstrengend sein. Aber es gibt immerhin ein bisschen Hoffnung: Wenn wir uns selbst um unsere Gesundheit kümmern, können wir unser Leben verlängern und verbessern. Und wer will schon ein kurzes und beschwerliches Leben führen, wenn man auch ein langes und glückliches Leben haben kann?

Unsere Vorfahren hatten keine Fitnesstracker

Man kann ja auch die innovative Technologie gewinnbringend einbringen, oder? Ja, das stimmt. Technologie kann uns helfen, unsere Gesundheit zu verbessern und zu optimieren. Es gibt viele nützliche Geräte wie Fitnesstracker, Schlafüberwachungsgeräte und sogar Hormontests. Aber wir sollten nicht vergessen, dass wir auch ohne Technologie gesund bleiben können. Schließlich haben es unsere Vorfahren auch ohne Smartphones und Fitnesstracker geschafft, ein langes und glückliches Leben zu führen.

Und schließlich wissen wir, dass jeder Mensch individuelle Bedürfnisse hat, wenn es um Gesundheit und Langlebigkeit geht. Es gibt keinen »One Size Fits All«-Ansatz für eine gesunde Lebensweise. Jeder Mensch muss seine eigenen Bedürfnisse und Vorlieben berücksichtigen, um ein langes und gesundes Leben zu führen.

Am Ende streben wir alle ebendies an: ein glückliches und unbeschwertes Leben. Wie sieht es mit der letzten Dekade aus? Diese sollte möglichst ohne schwere Gebrechen vonstattengehen. Wann die letzte Dekade sein wird, wissen wir nicht. Je früher wir uns mit diesem Gedanken beschäftigen, desto mehr Möglichkeiten haben wir, die letzte Dekade möglichst mit hoher Lebensqualität zu verbinden.

Und wann wir damit beginnen sollten?

Ganz einfach:

Jetzt.

XI.
DANKSAGUNG

An dieser Stelle möchte ich mich bei Sandra bedanken, die mir mitten im ersten Corona-Winter einen entscheidenden Kick gegeben hat.

Bedanken möchte ich mich auch bei Reinhard, der mir genau das richtige Buch geschenkt hat – und vermutlich nicht ahnte, was David A. Sinclair bei mir auslösen würde und wie oft ich sein Buch durcharbeiten würde.

Und ohne eine andere gute Freundin, Angela, wäre das Thema auf dem Niveau nicht entstanden. Die nachhaltige Bitte, mich erstmalig mit Saxenda zu beschäftigen und Erfahrung damit zu sammeln, wurde im Sommer 2019 an mich herangetragen.

Christoph Schlegel danke ich für den intellektuellen Austausch zum Thema Langlebigkeit und die tatkräftige Unterstützung beim Manuskript. Schließlich möchte ich mich auch bei Detlef Soost und Ulf-Gunnar Switalski bedanken. Sie motivierten mich, an dem Thema dranzubleiben, und haben maßgeblich zur Veröffentlichung des Buchs beigetragen.

Ich danke Dr. Katja Senkel und Dr. Usan Thanabalasingam für die kritische Durchsicht des Manuskripts und die inspirierenden Gespräche zu dem faszinierenden Thema der Langlebigkeit.

Ein ganz besonderer Dank gilt meiner Familie, meinen Kindern, die immer wieder auf mich verzichten mussten: Erst war's die Facharztausbildung, dann die Rufdienste, die Nachtdienste und die langen Wochenenden. Und am Ende kam noch ein Buch dazu. Dennoch haben sie mir immer das Gefühl gegeben, der coolste Vater der Welt zu sein. Ohne meine wunderbare Frau Fanette, mit der ich seit der Schulzeit ein Herz und eine Seele bin, wäre das Buch nicht entstanden. Sie hat stets an das Thema und an mich geglaubt, mich immer motiviert und mich beim Redigieren unterstützt. Ohne meine Eltern und deren Unterstützung und deren liebevollen Zuspruch wäre ich nicht zu dem Mensch geworden, der ich bin.

Es gibt viele Weggabelungen im Leben, die uns im Leben den Weg zeigen, und Menschen, die uns weiterbegleiten.

Dankbar bin ich für die Möglichkeit, als Arzt zu arbeiten und das Vertrauen der Menschen täglich zu gewinnen und ihnen helfen zu können.

Dieses Buch wird hoffentlich auch dem einen oder anderen Leser helfen können.

Berlin im Juni 2023

GLOSSAR

ADIPOSITAS

Adipositas bezeichnet eine krankhafte Form von Übergewicht, bei der sich überschüssiges Fett im Körper ansammelt. Sie wird in der Regel durch eine unausgewogene Ernährung und mangelnde körperliche Aktivität verursacht. Die Weltgesundheitsorganisation (WHO) definiert die Adipositasgrade I bis III anhand des Body-Mass-Index (BMI). Der BMI wird berechnet, indem das Körpergewicht in Kilogramm durch das Quadrat der Körpergröße in Metern geteilt wird.

ANTI-AGING

Anti-Aging bezieht sich auf Maßnahmen und Techniken, die darauf abzielen, den Alterungsprozess zu verlangsamen oder die damit verbundenen Symptome zu minimieren. Dazu gehören eine gesunde Ernährung, regelmäßige Bewegung, Hautpflege, medizinische Behandlungen und Lifestyleveränderungen.

ANTIKÖRPERTHERAPIE

Die Antikörpertherapie ist eine Form der medizinischen Behandlung, bei der Antikörper verwendet werden, um spezifische Krankheiten zu bekämpfen. Dabei werden synthetisch hergestellte oder aus dem Blut von Menschen oder Tieren gewonnene Antikörper eingesetzt, um Krankheitserreger oder krankhafte Zellen gezielt zu erkennen und zu neutralisieren.

ARTERIOSKLEROSE

Arteriosklerose (auch Atherosklerose) ist eine Erkrankung der vom Herzen wegführenden Blutgefäße, also der Arterien, die auch »Arterienverkalkung« genannt wird. Bei einer Arteriosklerose verengen und verdicken sich die Gefäße und verlieren ihre Elastizität. Sie tritt häufig in der Hauptschlagader – der sogenannten Aorta, den Herzkranzgefäßen, und in den zum Gehirn führenden Halsschlagadern auf. Symptome sind lange Zeit nicht bemerkbar, erst wenn der Blutfluss behindert oder unterbrochen ist, treten Beschwerden auf und beeinträchtigen die Blutversorgung des Körpers. Schlimmstenfalls kann es zu einem Gefäßverschluss kommen, der zum Tod führen kann.

BODY-MASS-INDEX

Der Body-Mass-Index (BMI) ist eine Maßzahl für die Klassifizierung des Körpergewichts in Relation zur Körpergröße eines Menschen. Der BMI bezieht dabei das Gewicht auf das Quadrat der Körperlänge – lässt aber Statur, Geschlecht oder Zusammensetzung von Fett- und Muskelgewebe außer Acht.

BOTOX

Botox ist der umgangssprachliche Name für Botulinumtoxin, ein Nervengift, das in der Medizin zur Behandlung von Muskelkrämpfen, bestimmten neurologischen Störungen und kosmetischen Zwecken eingesetzt wird. Es wird in kleinen Dosen injiziert, um vorübergehend die Muskelaktivität zu reduzieren und Falten zu glätten.

CHOLESTERIN

Cholesterin ist ein Lipid (Fett) und notwendig, da es die menschlichen Zellen mit einer Zellmembran umschließt. Zu viel Cholesterin an der falschen Stelle, beispielsweise im Blut, kann zu Gefäßverkalkungen führen und damit zu einem erhöhten Risiko für Durchblutungsstörungen, Herzinfarkt und Schlaganfall beitragen.

CHOLESTERINBLOCKER

Cholesterinblocker sind Medikamente, die zur Senkung des Cholesterinspiegels im Blut eingesetzt werden. Sie wirken, indem sie die Produktion von Cholesterin im Körper hemmen oder die Aufnahme von Cholesterin aus der Nahrung blockieren. Dadurch können sie das Risiko von Herz-Kreislauf-Erkrankungen verringern.

CO-MORBIDITÄT

Co-Morbidität bezieht sich auf das gleichzeitige Vorliegen von zwei oder mehreren Erkrankungen oder Störungen bei einer Person. Diese Erkrankungen können miteinander interagieren und sich gegenseitig beeinflussen. Co-Morbidität ist häufig in der Medizin und Psychologie anzutreffen und erfordert eine umfassende Behandlungsstrategie, um die verschiedenen Aspekte der Gesundheit zu berücksichtigen.

COPINGSTRATEGIE

Eine Copingstrategie bezieht sich auf die Art und Weise, wie eine Person mit stressigen oder belastenden Situationen umgeht. Es handelt sich um Verhaltensweisen, Denkmuster und Emotionsregulationstechniken, die angewendet werden, um Stress zu bewältigen, Probleme zu lösen oder emotionales Gleichgewicht aufrechtzuerhalten. Copingstrategien können individuell variieren und werden verwendet, um mit Herausforderungen und Belastungen im Alltag umzugehen.

CSE-HEMMER

CSE-Hemmer ist ein Synonym für Cholesterinsenker und steht für das Cholesterinsynthese-Enzym. Dieses Enzym ist im Wesentlichen an der Bildung des körpereigenen Cholesterins beteiligt und wird durch Medikamente, die zu den Statinen gehören, effektiv gebremst.

CORTISOL

Cortisol ist ein lebenswichtiges, körpereigenes Hormon, das in der Nebennierenrinde gebildet wird. Cortisol ist zu verschiedenen Tageszeiten in unterschiedlichen Mengen im Blut vorhanden. Cortisol hat unter anderem Einfluss auf den Blutzucker, den Fettstoffwechsel, verzögert die Wasserausscheidung und wirkt entzündungshemmend.

DEMOGRAFISCHER WANDEL

Der demografische Wandel ist eine große Herausforderung für Deutschland. Jede zweite Person ist laut Statista bereits heute älter als 45 und jede fünfte Person älter als 66 Jahre alt. Noch im Jahr 1990 bildete die Gruppe der 20- bis 35-Jährigen, die sogenannten Babyboomer, die größte Altersgruppe. Heute sind die Jungen in der Minderheit. Die Anzahl der Personen im Alter ab 70 Jahren ist zwischen 1990 und 2021 von 8 auf 13 Millionen gestiegen.

DEMENZERKRANKUNGEN

Demenzerkrankungen sind Erkrankungen, die den Verlust kognitiver Fähigkeiten wie Gedächtnis, Denken, Urteilsvermögen und Sprache mit sich bringen. Zu den häufigsten Demenzerkrankungen gehört die Alzheimerkrankheit, aber es gibt auch andere Formen wie vaskuläre Demenz und frontotemporale Demenz. Demenzerkrankungen haben einen progressiven Verlauf und beeinträchtigen die Lebensqualität der Betroffenen erheblich.

DIABETES

Diabetes, auch bekannt als Diabetes mellitus, ist eine Stoffwechselerkrankung, bei der der Körper Probleme mit der Regulation des Blutzuckerspiegels hat. Es gibt verschiedene Arten von Diabetes, darunter Typ-1-Diabetes, bei dem der Körper kein Insulin produziert, und Typ-2-Diabetes, bei dem der Körper nicht ausreichend Insulin produziert oder es nicht effektiv nutzt. Diabetes kann langfristig zu Komplikationen führen und erfordert eine sorgfältige Überwachung des Blutzuckerspiegels und eine angemessene Behandlung.

DOPAMIN UND SEROTONIN

Dopamin wird auch Glückshormon genannt, weil Dinge, die einen glücklich machen (Sport, Hobby, Sex et cetera), die Ausschüttung dieses Hormons und Neurotransmitters im Gehirn beeinflussen. Noch ein weiteres Hormon spielt eine wichtige Rolle: das Hormon Serotonin, das ebenfalls als Belohnung für positive Erlebnisse ausgeschüttet wird.

ENDOTHEL

Das Endothel ist eine einschichtige Zellschicht, die die Innenwand der Blutgefäße auskleidet. Es spielt eine wichtige Rolle bei der Regulierung des Blutflusses, der Blutgerinnung, der Entzündungsreaktionen und der Durchlässigkeit der Blutgefäße. Das Endothel ist auch an der Freisetzung von verschiedenen Botenstoffen beteiligt, die die Gefäßfunktion beeinflussen.

FETTSTOFFWECHSELSTÖRUNG

Eine Fettstoffwechselstörung ist eine Erkrankung, bei der der Körper Probleme hat, Fette (Lipide) richtig zu verarbeiten. Dies kann zu einem Ungleichgewicht im Lipidstoffwechsel führen, bei dem der Körper überschüssige Mengen an Cholesterin und Triglyzeriden im Blut hat. Fettstoffwechselstörungen umfassen Zustände wie Hyperlipidämie (erhöhte Blutfettwerte), Hypercholesterinämie (erhöhte Cholesterinwerte) und Hypertriglyzeridämie (erhöhte Triglyzeridwerte). Diese Störungen können das Risiko für Herz-Kreislauf-Erkrankungen erhöhen.

GENE/GENOM

Gene sind die grundlegenden Einheiten der Vererbung und tragen genetische Informationen, die die Entwicklung, Funktion und Merkmale eines Organismus bestimmen. Sie bestehen aus DNA-Sequenzen, die den Bauplan für Proteine enthalten. Gene sind in den Chromosomen, den Trägern der genetischen Information, lokalisiert. Das Genom bezieht sich auf das gesamte genetische Material eines Organismus, einschließlich aller Gene. Es umfasst die Gesamtheit der DNA-Sequenzen in den Zellen eines Organismus. Das Genom kann Informationen zur Entwicklung, Physiologie, Stoffwechselaktivität und Anfälligkeit für Krankheiten eines Organismus bereitstellen.

Das menschliche Genom besteht aus etwa 25 000 Genen, die auf 23 Chromosomenpaaren verteilt sind. Es enthält die genetischen Informationen, die die individuellen Merkmale und die Anfälligkeit für bestimmte Krankheiten jedes Menschen bestimmen. Das Verständnis des menschlichen Genoms hat wichtige Auswirkungen auf die Medizin, einschließlich der Diagnose und Behandlung von genetischen Erkrankungen sowie der personalisierten Medizin.

GHRELIN UND LEPTIN

Ghrelin und Leptin sind zwei Hormone, die eine wichtige Rolle bei der Regulation des Appetits und des Körpergewichts spielen. Ghrelin wird oft als »Hungerhormon« bezeichnet, da es vor allem im Magen produziert und freigesetzt wird und das Hungergefühl stimuliert. Wenn der Magen leer ist, steigt der Ghrelinspiegel im Blut an und signalisiert dem Gehirn, dass Nahrung benötigt wird. Leptin wird hauptsächlich in den Fettzellen produziert und sendet Sättigungssignale an das Gehirn. Es wird daher oft als »Sättigungshormon« bezeichnet. Leptin wirkt im Hypothalamus und signalisiert dem Gehirn, dass genügend Energievorräte vorhanden sind und der Hunger gestillt ist.

GLUKOSETOLERANZ

Glukosetoleranz bezieht sich auf die Fähigkeit des Körpers, Glukose (Zucker) effektiv zu verarbeiten und den Blutzuckerspiegel innerhalb eines normalen Bereichs zu regulieren. Bei einem Glukosetoleranztest wird dem Patienten eine bestimmte Menge Glukose oral verabreicht, oft in Form eines zuckerhaltigen Getränks. Anschließend wird der Blutzuckerspiegel in regelmäßigen Abständen über einen bestimmten Zeitraum hinweg gemessen, normalerweise nach ein und zwei Stunden. Die Testergebnisse zeigen, wie effektiv der Körper den aufgenommenen Zucker verarbeitet und den Blutzuckerspiegel reguliert.

GLP-1-ANALOGA (GLP: GLUCAGON-LIKE PEPTIDE 1)

GLP-1 ist ein körpereigenes Hormon und wird als Reaktion auf die Nahrungsaufnahme freigesetzt. GLP-1-Analoga ahmen dabei die Wirkung des Darmhormons GLP-1 nach. Die Arzneimittel bewirken eine Steigerung der Insulin- und Hemmung der Glukagonausschüttung aus der Bauchspeicheldrüse bei zu hohem Blutzuckerspiegel. Zusätzlich setzt das Sättigungsgefühl früher ein und hält länger an.

GLYKOSYLIERUNG

Glykosylierung ist ein biochemischer Prozess, bei dem Zucker (Glukose, Fruktose oder andere Zucker) an Proteine oder Lipide gebunden werden. Dieser Prozess spielt eine wichtige Rolle bei der Struktur, Funktion und Stabilität von Proteinen und Lipiden in Zellen und Geweben.

HERZKRANZGEFÄSSE

Herzkranzgefäße, auch als Koronararterien bekannt, sind die Blutgefäße, die den Herzmuskel (Myokard) mit sauerstoffreichem Blut versorgen. Sie umgeben das Herz und ermöglichen eine ausreichende Blutversorgung, um die kontinuierliche Kontraktion des Herzmuskels aufrechtzuerhalten.

Die Herzkranzgefäße bestehen aus folgenden Hauptarterien: Der linken Koronararterie (LCA) und der rechten Koronararterie (RCA). Die linke Koronararterie teilt sich in weitere Zweige auf, darunter die linke vordere absteigende Arterie (LAD) und die linke Marginalarterie (RCX). Die rechte Koronararterie versorgt hauptsächlich den rechten Ventrikel des Herzens.

Die Herzkranzgefäße sind entscheidend, um eine ausreichende Blutversorgung des Herzmuskels sicherzustellen. Wenn eine oder mehrere dieser Arterien blockiert oder verengt sind, kann es zu einer unzureichenden Sauerstoffversorgung des Herzmuskels kommen, was zu Herzkrankheiten wie Angina pectoris (Brustschmerzen) oder einem Herzinfarkt führen kann.

Die Blockade oder Verengung der Herzkranzgefäße tritt häufig durch die Ansammlung von Plaques auf, einer Ablagerung aus Fett, Cholesterin und anderen Substanzen in den Arterienwänden. Dieser Prozess wird Arteriosklerose genannt und kann zu einer Verengung der Arterien führen, was den Blutfluss zum Herzmuskel einschränkt.

HERZ-KREISLAUF-ERKRANKUNGEN

Herz-Kreislauf-Erkrankungen sind eine Gruppe von Erkrankungen, die das Herz und die Blutgefäße betreffen. Einige der häufigsten Herz-Kreislauf-Erkrankungen sind:

Koronare Herzkrankheit (KHK): Bei der KHK kommt es zu einer Verengung oder Blockade der Herzkranzgefäße, die den Herzmuskel mit Sauerstoff versorgen. Dies kann zu Angina pectoris (Brustschmerzen) oder einem Herzinfarkt führen.

Herzinfarkt: Ein Herzinfarkt tritt auf, wenn ein Teil des Herzmuskels aufgrund einer plötzlichen Blockade eines Herzkranzgefäßes nicht ausreichend mit Sauerstoff versorgt wird. Dies kann zu schweren Schäden am Herzmuskel führen und lebensbedrohlich sein.

Herzinsuffizienz: Bei Herzinsuffizienz ist das Herz nicht in der Lage, ausreichend Blut zu pumpen, um den Bedarf des Körpers zu decken. Dies kann zu Symptomen wie Atemnot, Müdigkeit und Flüssigkeitsansammlungen führen.

Schlaganfall: Ein Schlaganfall tritt auf, wenn die Blutversorgung eines Teils des Gehirns unterbrochen ist. Dies kann aufgrund einer Verstopfung oder eines Platzens eines Blutgefäßes im Gehirn auftreten und zu neurologischen Schäden führen.

Bluthochdruck (Hypertonie): Bluthochdruck liegt vor, wenn der Blutdruck über einen längeren Zeitraum erhöht ist. Unbehandelter Bluthochdruck kann zu Schäden an den Blutgefäßen, dem Herzen und anderen Organen führen.

Arrhythmien: Arrhythmien sind unregelmäßige Herzrhythmen, bei denen das Herz zu schnell, zu langsam oder unkoordiniert schlägt. Dies kann das normale Pumpen des Blutes beeinträchtigen.

HRT – HORMONERSATZTHERAPIE

Bei der Hormonersatztherapie (HRT) wird der in den Wechseljahren bei Frauen entstehende Hormonmangel durch Medikamente ausgeglichen. Mit einer HRT wird nicht die bisherige Hormonkonzentration im Körper wiederhergestellt, vielmehr geht es darum, gezielt die östrogenmangelbedingten Beschwerden und Erkrankungen der Wechseljahre zu beseitigen.

ICD-CODES (MG2A-CODE)

ICD-Codes (International Classification of Diseases) sind standardisierte Klassifikationssysteme für medizinische Diagnosen. Sie werden verwendet, um Krankheiten, Verletzungen, Symptome und andere gesundheitsbezogene Zustände zu codieren und zu klassifizieren.

Im Juni 2018 veröffentlichte die Weltgesundheitsorganisation (WHO) die elfte Ausgabe ihrer Internationalen Klassifikation der Krankheiten. Sie enthielt eine wichtige Ergänzung: Code MG2A = hohes Alter.

INSULINRESISTENZ

Insulinresistenz bezieht sich auf einen Zustand, bei dem die Körperzellen nicht richtig auf das Hormon Insulin reagieren. Insulin wird von der Bauchspeicheldrüse produziert und spielt eine entscheidende Rolle bei der Regulierung des Blutzuckerspiegels und dem Stoffwechsel von Kohlenhydraten, Fetten und Proteinen.

Bei Insulinresistenz haben die Körperzellen Schwierigkeiten, auf Insulin zu reagieren, was dazu führt, dass Glukose (Zucker) nicht effektiv in die Zellen aufgenommen wird. Als Reaktion darauf produziert die Bauchspeicheldrüse mehr Insulin, um den Glukosespiegel im Blut zu senken. Dies kann zu einer anhaltenden Hyperinsulinämie führen, bei der der Insulinspiegel im Blut chronisch erhöht ist. Insulinresistenz wird oft im Zusammenhang mit Stoffwechselstörungen wie Typ-2-Diabetes, Fettleibigkeit, metabolischem Syndrom und polyzystischem Ovarialsyndrom (PCOS) gesehen. Es wird angenommen, dass genetische Faktoren, Übergewicht, ungesunde Ernährungsgewohnheiten, Bewegungsmangel und bestimmte medizinische Zustände zur Entwicklung einer Insulinresistenz beitragen können.

JO-JO-EFFEKT

Der Jo-Jo-Effekt bezieht sich auf ein Phänomen, bei dem Menschen nach einer Diät oder Gewichtsabnahme schnell wieder an Gewicht zunehmen, oft sogar mehr als zuvor. Der Name »Jo-Jo-Effekt« kommt von der Bewegung eines Jo-Jo-Spielzeugs, das auf und ab springt und dabei ähnliche Muster wiederholt.

Der Jo-Jo-Effekt tritt aufgrund mehrerer Faktoren auf:

Kalorienrestriktion: Während einer Diät oder Gewichtsabnahme reduzieren Menschen oft ihre Kalorienaufnahme, um Gewicht zu verlieren. Dies kann zu einem verlangsamten Stoffwechsel führen, da der Körper versucht, Energie zu sparen.

Muskelverlust: Bei einer schnellen Gewichtsabnahme besteht das Risiko, dass nicht nur Fett, sondern auch Muskelmasse verloren geht. Da Muskelgewebe mehr Kalorien verbrennt als Fettgewebe, kann ein Verlust von Muskelmasse den Stoffwechsel weiter verlangsamen.

Hungergefühl und Heißhunger: Wenn der Körper längere Zeit einer kalorienreduzierten Diät ausgesetzt ist, kann dies zu einem erhöhten Hungergefühl und starkem Verlangen nach hochkalorischen Lebensmitteln führen. Nach einer Diät sind Menschen oft anfälliger für Heißhungerattacken.

Psychologische Faktoren: Diäten können auch zu emotionalen Belastungen führen. Menschen können sich während einer Diät stark einschränken und nach Beendigung der Diät das Gefühl haben, sich belohnen zu müssen.

LAKTATAZIDOSE

Laktatazidose ist eine ernsthafte Stoffwechselstörung, bei der sich Laktat, eine Milchsäure, im Blut ansammelt. Normalerweise wird Laktat als Nebenprodukt des Energiestoffwechsels produziert und vom Körper effizient abgebaut. Bei Laktatazidose ist jedoch entweder die Produktion von Laktat erhöht oder der Abbau von Laktat gestört, was zu einem Anstieg der Laktatkonzentration im Blut führt.

LIRAGLUTID (SAXENDA)

Liraglutid wird unter dem Markennamen Saxenda verkauft und ist ein Medikament, das zur Behandlung von Fettleibigkeit eingesetzt wird. Es gehört zur Klasse der GLP-1-Rezeptoragonisten (Glucagon-like Peptide-1), die den Blutzuckerspiegel regulieren und das Sättigungsgefühl fördern. Saxenda wird als Injektionslösung zur täglichen Anwendung unter die Haut verabreicht. Es wurde ursprünglich zur Behandlung von Typ-2-Diabetes entwickelt und ist in höheren Dosierungen als Saxenda für die Gewichtsreduktion zugelassen. Das Medikament wirkt, indem es die Freisetzung von Insulin erhöht, den Blutzuckerspiegel senkt und den Appetit verringert. Es verlangsamt die Magenentleerung und fördert das Sättigungsgefühl, was zu reduzierter Nahrungsaufnahme und möglicher Gewichtsreduktion führen kann.

MAGENBYPASS-OPERATION, MAGENBAND UND SCHLAUCHMAGEN-OP

Magenbypass-Operation, Magenband und Schlauchmagen-Operation sind chirurgische Verfahren zur Behandlung von Fettleibigkeit (Adipositas). Diese Verfahren werden in der Regel als letzte Option in Betracht gezogen, wenn konservative Maßnahmen wie Diät, Bewegung und Medikamente keine ausreichende Gewichtsabnahme erzielen.

MENOPAUSE

Die Menopause ist ein natürlicher Teil des weiblichen Fortpflanzungszyklus und bezeichnet den Zeitpunkt, an dem eine Frau ihre letzten menstruellen Perioden hat. Es wird definiert als das Fehlen einer Menstruation für mindestens zwölf aufeinanderfolgende Monate. Die Menopause tritt in der Regel im Alter zwischen 45 und 55 Jahren auf, wobei das Durchschnittsalter bei etwa 51 Jahren liegt. Sie ist das Ergebnis einer Abnahme der Produktion von weiblichen Hormonen, insbesondere Östrogen und Progesteron, durch die Eierstöcke.

METFORMIN

Der Wirkstoff Metformin gehört zu den oralen Diabetesmedikamenten und wird bei Diabetes mellitus Typ 2 eingesetzt. Er ist einer der am längsten verwendeten und bestuntersuchten Wirkstoffe in der oralen Diabetestherapie.

MITOCHONDRIEN

Mitochondrien sind Organellen in den Zellen von Lebewesen, die für die Energieproduktion verantwortlich sind. Sie werden oft als die »Kraftwerke« der Zellen bezeichnet. Mitochondrien sind in den meisten eukaryotischen Zellen vorhanden, einschließlich der Zellen von Menschen, Tieren und Pflanzen. Die Hauptfunktion der Mitochondrien besteht darin, chemische Energie in einer Form umzuwandeln, die von den Zellen genutzt werden kann.

MULTIMORBIDITÄT

Multimorbidität bezieht sich auf das Vorliegen mehrerer gleichzeitig bestehender chronischer Erkrankungen bei einer Person. Die Erkrankungen können sowohl körperlicher als auch psychischer Natur sein. Multimorbidität ist ein häufiges Phänomen, insbesondere bei älteren Erwachsenen, da das Risiko für das Auftreten mehrerer Erkrankungen mit dem Alter zunimmt. Beispiele hierfür sind Bluthochdruck, Diabetes, Herzkrankheiten, chronische Atemwegserkrankungen, Arthritis, Depressionen und Demenz.

OZEMPIC

Ozempic mit dem Wirkstoff Semaglutid ist ein hochwirksames Diabetesmedikament. Da es den Appetit zügelt, wird es immer häufiger auch als Diätmittel genutzt. Bei Diabetes Typ 2 muss Ozempic einmal pro Woche ins Unterhautfettgewebe von Oberarm, Bauch oder Oberschenkel gespritzt werden. Ozempic senkt dabei nicht nur den Blutzuckerspiegel, sondern hilft auch beim Abnehmen.

OSTEOPOROSE

Osteoporose ist eine Erkrankung des Skelettsystems, bei der die Knochen an Dichte, Festigkeit und Struktur verlieren. Dadurch werden die Knochen spröde und anfällig für Brüche und Frakturen. Es handelt sich um eine häufige Erkrankung, die insbesondere bei älteren Menschen auftritt, jedoch auch jüngere Menschen treffen kann. Die Hauptursache der Osteoporose ist ein Ungleichgewicht im Knochenumbau zwischen Knochenabbau (Resorption) und Knochenaufbau (Neubildung). Normalerweise baut der Körper altes

Knochengewebe ab und ersetzt es durch neues. Bei Osteoporose überwiegt jedoch der Knochenabbau, was zu einem Verlust an Knochenmasse führt. Vor allem ältere Frauen leiden aufgrund des Östrogenmangels häufig an Osteoporose.

ÖSTROGEN

Östrogen ist ein weibliches Sexualhormon, das hauptsächlich in den Eierstöcken produziert wird, aber auch in geringeren Mengen von der Nebennierenrinde und dem Fettgewebe. Es spielt eine entscheidende Rolle bei der Entwicklung und Funktion der weiblichen Fortpflanzungsorgane sowie bei anderen Geweben im Körper.

PLAQUES

Plaques sind Ablagerungen von Substanzen, die sich auf den Innenwänden von Blutgefäßen bilden können. Diese Ablagerungen bestehen aus verschiedenen Materialien, darunter Cholesterin, Fett, Kalk, Bindegewebe und entzündlichen Zellen. Die Bildung von Plaques ist ein schrittweiser Prozess, der als Arteriosklerose bezeichnet wird. Arteriosklerose ist eine Erkrankung, bei der sich die Arterienwand verdickt und verhärtet, was zu einer Verengung der Gefäße und einer Verringerung des Blutflusses führen kann. Plaques sind ein charakteristisches Merkmal der fortgeschrittenen Arteriosklerose. Die Bildung von Plaques wird durch verschiedene Faktoren beeinflusst, darunter hoher Blutdruck, hohe Cholesterinwerte, Rauchen, Diabetes, Übergewicht, Bewegungsmangel und genetische Veranlagung.

SEMAGLUTID (OZEMPIC, WEGOVY)

Semaglutid ist ein Wirkstoff, der zur Behandlung von Typ-2-Diabetes und zur Gewichtsreduktion eingesetzt wird. Es gehört zur Klasse der GLP-1-Analoga (Glucagon-like Peptide-1). Semaglutid wirkt ähnlich wie das natürliche Darmhormon GLP-1, das den Blutzuckerspiegel reguliert, die Insulinfreisetzung nach einer Mahlzeit steigert und das Sättigungsgefühl fördert. Durch die Verabreichung von Semaglutid wird der Stoffwechsel beeinflusst, was zu einer verbesserten Blutzuckerkontrolle und einer verminderten Nahrungsaufnahme führen kann. Semaglutid (Markenname: Ozempic) wird als Injektion in den Bauchbereich einmal wöchentlich verabreicht. Es kann als Monotherapie oder in Kombination mit anderen antidiabetischen Medikamenten eingesetzt werden, um den Blutzuckerspiegel bei Patienten mit Typ-2-Diabetes zu kontrollieren.

STATINE

Statine sind Medikamente, die zur Senkung des Cholesterinspiegels im Blut verwendet werden. Sie gehören zu den am häufigsten verschriebenen Medikamenten zur Behandlung von erhöhtem Cholesterin und zur Vorbeugung von Herz-Kreislauf-Erkrankungen. Statine wirken, indem sie die Produktion von Cholesterin in der Leber reduzieren und die Aufnahme von Cholesterin aus der Nahrung hemmen. Sie blockieren ein Enzym namens HMG-CoA-Reduktase, das für die Bildung von Cholesterin im Körper verantwortlich ist. Durch die Senkung des Cholesterinspiegels im Blut können Statine das Risiko von Herzinfarkten, Schlaganfällen und anderen Herz-Kreislauf-Erkrankungen verringern. Sie können auch das Fortschreiten von bestehenden Herz-Kreislauf-Erkrankungen verlangsamen und das Risiko von Komplikationen senken.

STRESS

Stress bezieht sich auf eine körperliche und emotionale Reaktion auf äußere oder innere Belastungen, die als Herausforderung oder Bedrohung empfunden werden. Stress kann verschiedene Ursachen haben, wie zum Beispiel berufliche Anforderungen, zwischenmenschliche Konflikte, finanzielle Probleme, Veränderungen im Lebensstil, Krankheit oder traumatische Ereignisse. Es gibt auch unterschiedliche Arten von Stress, wie akuten Stress (kurzfristige Belastungen), episodischen akuten Stress (wiederkehrende akute

Stresssituationen) und chronischen Stress (anhaltende Belastungen über einen längeren Zeitraum). Stress löst im Körper eine komplexe Reaktion aus, die als Stressreaktion bekannt ist. Diese Reaktion wird von verschiedenen Hormonen, insbesondere von Cortisol und Adrenalin, gesteuert. Zu den physiologischen Reaktionen auf Stress gehören eine erhöhte Herzfrequenz, gesteigerte Atmung, erhöhter Blutdruck, erhöhter Blutzuckerspiegel und eine verstärkte Aktivität des Nervensystems. Stress kann sowohl kurzfristige als auch langfristige Auswirkungen auf die Gesundheit haben. Kurzfristiger Stress kann zu einer verbesserten Leistungsfähigkeit, erhöhter Wachsamkeit und gesteigerter Reaktionsfähigkeit führen. Langfristiger oder chronischer Stress kann jedoch zu einer Beeinträchtigung der körperlichen und psychischen Gesundheit führen. Er kann das Risiko für Herz-Kreislauf-Erkrankungen, Magen-Darm-Probleme, Schlafstörungen, Depressionen, Angstzustände und andere gesundheitliche Probleme erhöhen.

SYNTHETISCHE HORMONE/BIOIDENTISCHE HORMONE

Synthetische Hormone und bioidentische Hormone sind zwei verschiedene Arten von Hormonpräparaten, die in der medizinischen Behandlung eingesetzt werden können. Synthetische Hormone sind chemisch hergestellte Hormone, die eine ähnliche Struktur wie natürliche Hormone haben, aber nicht identisch mit ihnen sind. Sie werden oft zur Behandlung hormoneller Störungen, wie zum Beispiel zur Hormonersatztherapie in den Wechseljahren oder zur Unterstützung der Fruchtbarkeit, verwendet. Die chemische Struktur bioidentischer Hormone ist identisch mit den körpereigenen Hormonen. Sie werden so hergestellt, dass sie genau den natürlichen Hormonen entsprechen, die der Körper produziert. Bioidentische Hormone werden häufig in der Hormonersatztherapie eingesetzt, um Symptome der Menopause zu lindern oder hormonelle Ungleichgewichte zu behandeln.

TELOMERE

Telomere sind die Schutzkappen unserer Chromosomen und spielen im Alterungsprozess eine zentrale Rolle. Kurze Telomere werden mit chronischen Krankheiten in Verbindung gebracht – zur Verkürzung beitragen kann zum Beispiel eine hohe Stressbelastung.

TESTOSTERON

Testosteron ist das wichtigste männliche Geschlechtshormon. Es wird hauptsächlich in den Hoden gebildet. Bereits ab dem 25. Lebensjahr geht die Bildung des Testosterons statistisch zurück. Testosteron ist insgesamt für die Libido, Potenz und Muskulatur wichtig. Auch das Endothel, die Gefäßinnenschicht der Arterien, wird durch Testosteron geschützt.

THYMUS

Der Thymus ist ein kleines Organ hinter dem Brustbein. Mit dem kleinen Organ lernt ein Teil der weißen Blutkörperchen fremde Zellen zu erkennen und anzugreifen. Dabei werden die Immunzellen so geprägt, dass sie körpereigene Antigene von Bakterien und Viren unterscheiden können. Damit wird verhindert, dass die Immunzellen angegriffen werden und sogenannte Autoimmunkrankheiten entstehen.

TIRZEPATID (MOUNJARO)

Tirzepatid mit dem Handelsnamen Mounjaro ist ein Wirkstoff, der für die Behandlung von Typ-2-Diabetes in der EU zugelassen ist und zur Gewichtsreduktion untersucht wird. Es handelt sich um ein GLP-1 und einen Glukagon-Rezeptor-Agonisten (GIP/GLP-1-RA). Tirzepatid wirkt, indem es die Aktivität der GLP-1- und GIP-Rezeptoren stimuliert, was zu einer erhöhten Insulinsekretion und einer verminderten Glukoseproduktion durch die Leber führt. Es kann auch das Hungergefühl reduzieren und zu einer verminderten Nahrungsaufnahme beitragen.

TRT – TESTOSTERONERSATZTHERAPIE BEIM MANN

Die Testosteronersatztherapie (TRT) ist eine medizinische Behandlungsoption für Männer mit niedrigem Testosteronspiegel. Testosteron ist das wichtigste männliche Sexualhormon und spielt eine entscheidende Rolle bei der Entwicklung und Aufrechterhaltung sexueller Funktionen, der Knochengesundheit, des Muskelwachstums und der allgemeinen Gesundheit. Die TRT wird bei Männern angewendet, bei denen ein nachgewiesen niedriger Testosteronspiegel (Hypogonadismus) vorliegt, der mit Symptomen wie verringertem sexuellem Verlangen, erektiler Dysfunktion, Müdigkeit, Stimmungsschwankungen, vermindertem Muskeltonus und verminderter Knochendichte sowie anderen Symptomen einhergeht. Die Behandlung zielt darauf ab, den Testosteronspiegel auf einen normalen Bereich zu erhöhen und damit die Symptome zu lindern.

WECHSELJAHRE

Die Wechseljahre bezeichnen den natürlichen Übergang im Leben einer Frau, in dem ihre reproduktive Phase allmählich endet. In dieser Zeit kommt es zu hormonellen Veränderungen im Körper, insbesondere zu einem Rückgang der Produktion der weiblichen Sexualhormone Östrogen und Progesteron. Die Wechseljahre treten in der Regel zwischen dem 45. und 55. Lebensjahr auf, können aber auch früher oder später auftreten. Der genaue Zeitpunkt und die Dauer der Wechseljahre können von Frau zu Frau variieren. Die Wechseljahre gehen häufig mit verschiedenen Symptomen einher, die auf die hormonellen Veränderungen zurückzuführen sind. Zu den häufigsten Symptomen gehören Hitzewallungen, Nachtschweiß, Schlafstörungen, Stimmungsschwankungen, trockene Haut und Scheidentrockenheit, verminderter sexueller Antrieb, Gewichtszunahme, Gelenkschmerzen und Gedächtnisprobleme. Nicht alle Frauen erleben jedoch alle Symptome, und ihre Ausprägung kann stark variieren.

WHO UND WOF

Die WHO (World Health Organization) ist eine spezialisierte Organisation der Vereinten Nationen, die sich mit internationalen öffentlichen Gesundheitsfragen befasst. Ihre Aufgabe besteht darin, weltweit die Gesundheit der Bevölkerung zu fördern, Krankheiten zu verhindern und zu bekämpfen sowie die Gesundheitssysteme zu stärken. Die WHO erstellt Richtlinien und Standards, koordiniert internationale Maßnahmen zur Bekämpfung von Krankheiten und unterstützt die Mitgliedsländer bei der Umsetzung von Maßnahmen zur Verbesserung der Gesundheit. Die WOF (World Obesity Federation) ist eine globale Organisation, die sich auf die Prävention und Behandlung von Adipositas (Fettleibigkeit) konzentriert. Sie arbeitet eng mit Regierungen, Gesundheitsorganisationen, Forschern und der Zivilgesellschaft zusammen, um das Bewusstsein für Adipositas zu erhöhen, politische Veränderungen voranzutreiben, evidenzbasierte Strategien zu entwickeln und die Gesundheit von Menschen mit Adipositas zu verbessern.

WEGOVY

Wegovy ist ein Markenname für das Medikament Semaglutid, das zur Gewichtsreduktion bei Erwachsenen mit Übergewicht oder Adipositas eingesetzt wird. Es handelt sich um eine höhere Dosierung des Wirkstoffs Semaglutid im Vergleich zur Dosierung für die Behandlung von Typ-2-Diabetes. Wegovy wurde für Menschen mit einem Body-Mass-Index (BMI) von 30 kg/m^2 oder höher oder einem BMI von 27 kg/m^2 oder höher in Verbindung mit mindestens einer gewichtsbezogenen Begleiterkrankung zugelassen.

ZIVILISATIONSKRANKHEITEN

Zivilisationskrankheiten, auch bekannt als nicht übertragbare Krankheiten, sind Krankheiten, die hauptsächlich auf bestimmte Lebensstilfaktoren und Verhaltensweisen zurückzuführen sind, die mit dem modernen Lebensstil in Zusammenhang stehen. Sie sind eine

Folge der Industrialisierung, Urbanisierung und Veränderungen in der Ernährung, körperlichen Aktivität und anderen Lebensgewohnheiten. Zu den häufigsten Zivilisationskrankheiten gehören Herz-Kreislauf-Erkrankungen, Typ-2-Diabetes, Adipositas, Krebs, Atemwegserkrankungen, Erkrankungen des Bewegungsapparates und psychische Erkrankungen.